JN044548

プライマリ・ケアにおける

慢性骨盤痛

――筋骨格系からのアプローチ――

大浦診療所　富田　満夫

創風社

はじめに

筆者は無床診療所の整形外科に勤務をはじめて50年近くなろうとしている.

無床の診療所では腰痛，肩こり，関節痛などいわば日本人の身体愁訴のワーストスリーが診療の主な対象である（図0-1).

とくに中年期[註1]以後の女性の慢性腰痛・慢性骨盤痛[註2]は多彩で頑固な訴え，客観的所見の乏しさ，治りにくさに筆者の無能をいやというほど知らされてきた.

しかしとりくみが進んでいる欧米でも慢性骨盤痛（chronic pelvic pain: CPP）は男性では10%以下[註3]であるが女性では約20%以上とされ，婦人科受診者の10%以上を占めているという．腹腔鏡検査の約40%は慢性骨盤痛の精査のためといわれるが，それでも約半数以上は原因不明とされている．所見としてみられる子宮内膜症や腹腔内の癒着が慢性骨盤痛の原因とされ，子宮摘出術や癒着剥離などの手術が行われているが，手術成績は不良である.

このように診断や治療に難渋して，とどかなかった葡萄に悪態をついたキツネのように，厄介な痛み(enigmatic pain)，診断の屑籠(diagnostic garbage)，20の（多くの）診断名を持つ病気(maladie aux vingt noms)などの報告さえ見られる.

註1）成熟年期20—34歳，中年期35—49歳，高年期50—64歳，老年期65—79歳とする森の分類によった（森1984).

註2）慢性骨盤痛は通常下腹部，腰部，下肢を含む．本邦ではなぜか慢性骨盤痛の用語はあまり使用されていないが，欧米では近年多くの報告がなされている．本邦では一般に用語として「腰痛」が使用されており，特に女性では仙骨部，殿部（骨盤帯）を指すことが多い，いわば腰痛は背側の骨盤痛であり，筆者は骨盤痛に含まれると理解している.

本書では邦文の報告はそのまま腰痛または筆者が使用するときは腰痛（骨盤痛）とし，欧米での報告もそのまま腰痛（low back pain）または慢性骨盤痛（chronic pelvic pain）として引用した,

註3）男性の慢性骨盤痛は下腹部から会陰部にいたる症状が多い．日常診療上も腰痛と泌尿器症状の合併は筆者の経験も少ないため，本書では疫学的にも多い女性についての記述が中心となっていることを了承していただきたい

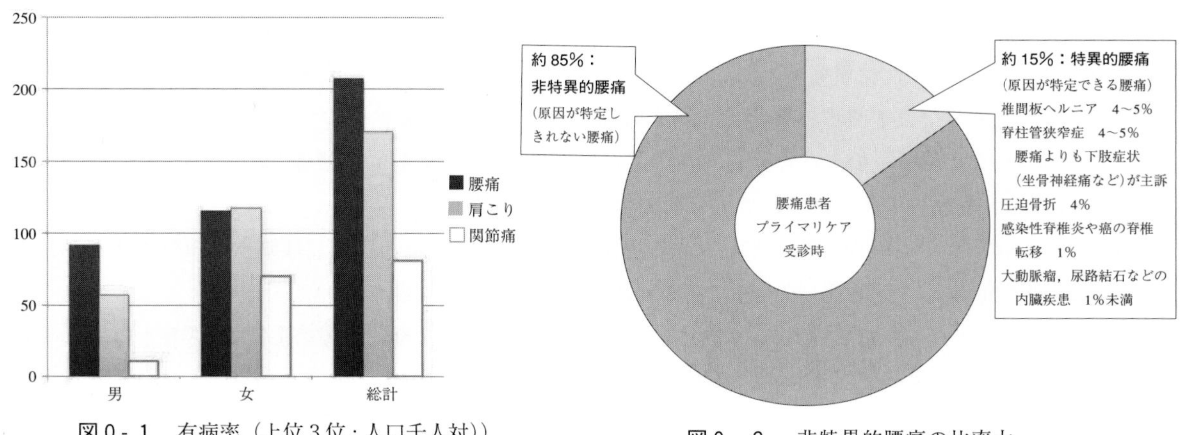

図0-1　有病率（上位3位：人口千人対)）
厚労省「平成28年国民生活基礎調査」より筆者作成

図0-2　非特異的腰痛の比率大
厚労省「腰痛対策」

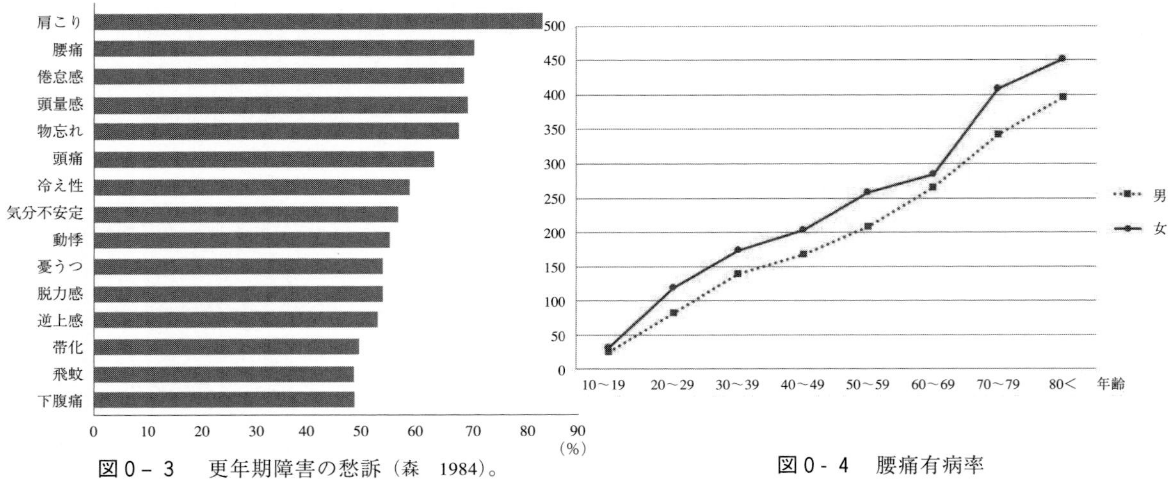

図０－３　更年期障害の愁訴（森　1984）。

図０-４　腰痛有病率

厚労省「平成 28 年国民生活基礎調査」より筆者作成

筆者はこの間に多くの患者から，難治性で知られる閉経期以後の女性の腰痛（骨盤痛）は単なる不定愁訴ではなく，愁訴に一致する身体的所見が見られること，自律神経系との関わりが深いことなどを教えられてきた．このため全身的な心身のリラクセーションを中心に診療を行い，その結果を学会や論文・著書「更年期前後の婦人の腰痛」（「整形外科」誌 1989），「中高年女性の腰痛」（創風社 1999）で報告を行ってきた．

一方近年になって筋筋膜性骨盤痛（myofascial pelvic pain）または筋骨格性骨盤痛（musculoskeletal pelvic pain）[註1)] としての報告が増加し，慢性骨盤痛に筋骨格系が高率に関連しているとされている．

いわば主として婦人科領域から対象とされてきた慢性骨盤痛が整形外科領域からも積極的にかかわることが必要とされてきている．

註１　両者の区別が不明のため，より広範な意味をもつ筋骨格性骨盤痛を以下用いることにする．

このような状況の中で，残念なことに筆者の怠慢と定年による転職のためにこのテーマから 20 年あまり離れてしまった．

しかし最近わが国ではこの国民的な要求ともいえるテーマについてほとんどまとまった報告がみられないことに気づいて，筆者も調べてみることにした

欧米では今世紀に入って泌尿生殖器系，消化器系，筋骨格系をはじめ，精神医学，リハビリテーション医学領域を含めてこの慢性骨盤痛への関心が高まっており，わが国でのとりくみの遅れを痛感させられる．

2012 年に刊行された日本整形外科学会・日本腰痛学会による「腰痛診療のガイドライン」（以下「腰痛ガイドライン」）には腰痛の 85%は骨関節の変化との関係が不明で「非特異的腰痛」とされている（図 0- 2）．

この中に慢性骨盤痛の多くが含まれているのではないだろうか．

なぜなら女性の 20 ～ 40%が経験するとされる更年期障害では肩こりとともに腰痛がトップを占め（図０-３），閉経期後も腰痛（骨盤痛）は女性に高率に認めるからである（図０-４）．

また患者調査（厚労省）に示される「脊椎障害（脊椎症を含む）」「椎間板障害」「骨粗鬆症」などの中に非特異的腰痛，慢性骨盤痛が含まれている可能性はないだろうか．

「腰痛ガイドライン」や「慢性疼痛治療ガイドライン」（以下「疼痛ガイドライン」）によれば非特異的腰痛の治療・予防法として集学的な治療や認知行動療法が有効な方法として紹介されている．

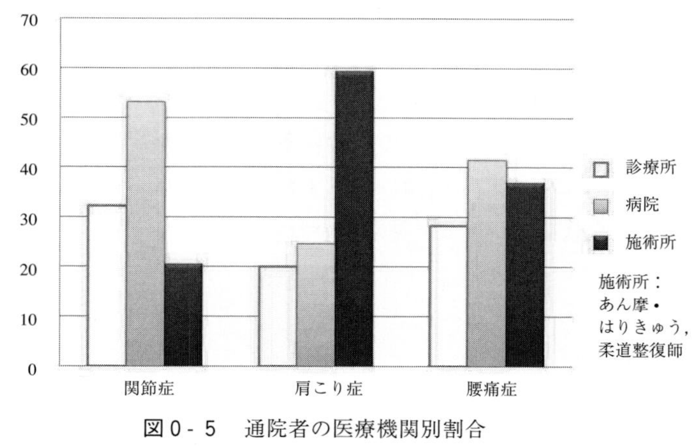

図0-5　通院者の医療機関別割合

厚労省「平成13年国民生活基礎調査」より筆者改変・作成

筆者も多因子的な慢性骨盤痛を含め，非特異的腰痛への対応はそれらの方法が理想的であると考える．

しかしプライマリケアに携わる多忙な臨床医にとって，外来患者の多くを占める腰痛（骨盤痛）にこの方法で対応するのは不可能に近い．

この困難を避けるためには，多くの臨床医が本症を理解し，実践可能な方法で患者の苦痛を軽減すること，なによりも「不定愁訴」とされがちなこの疾患（症状）に向き合うことが求められるであろう．

婦人科領域からは慢性骨盤痛について「臨床家にとって慢性骨盤痛患者のような訴えをもっているいわゆる”厄介な”患者が多いため敬遠されがちであり，余計に慢性骨盤痛の原因究明と根本的な治療は難しくなる．また婦人科医のこのような投げやりの対応は患者に不安と不信感を抱かせ，患者はますますストレスに感じるであろう．患者の感じる疼痛が存在している以上，何らかの他の原因があると考えて対処すべきである」との提言がなされている（齋藤2005）．たしかに「医学中央雑誌」で検索しても，慢性骨盤痛（腰痛）について婦人科領域からは器質的疾患や心身医学領域以外にはほとんど報告が見られない．

このことは慢性腰痛（骨盤痛）とのかかわりが大きい整形外科領域の報告も仙腸関節障害以外は皆無であると言ってよい．非特異的腰痛について「日常診療の現場では腰痛の80～90%がこれに該当する．われわれはこの非特異的腰痛に真正面から立ち向かう必要がある」と菊地は名著「腰痛」で述べている．

真正面から立ち向かうために．これまでの慢性腰痛（骨盤痛）に対するとりくみの問題点と課題と考えられる点をあげてみたい．

1．疫学の軽視

腰痛（骨盤痛）を訴える女性の有病率は全世代にわたって男性よりも高い．

変形性脊椎症などの「脊椎障害」や「椎間板障害」などの退行性変化の受療率も50～60歳代では男性よりも高い．画像診断を重視し，腰椎における退行性変化を重視する従来の観点からは，この事実の証明は困難であろう．なぜならば加齢による腰椎の退行性変化は骨密度の減少を除き，男性が女性よりも高率に認められるからである．最大多数を占める腰痛（骨盤痛）への医療要求に，われわれ医師が十分に応えきれていない現実から，患者は鍼灸，マッサージ，整体術などの代替療法へ移行しているのではないだろうか（図0-5）．

2．症状の局所的把握

局所所見が強調され，総合的な全身的把握がなされていない．

腰痛（骨盤痛）以外にも女性では肩こりなどの全身症状を合併することが多いことも諸家の報告にある．とりわけ女性労働者が増加している最近のわが国の情勢では，「腰痛ガイドライン」が指摘しているように，心理的・社会的要因も加わってこれらの症状にストレスが大きく関与していくであろう．

3．不定愁訴としての対応

自覚症状を裏付ける所見がないため長年放置され，特に中年期以後の女性に多い「不定愁訴」として対応されてきた．多彩で変動しやすく難治性の自覚症状に，多忙な医師はふりまわされ，患者は苦痛から解放されることがないのが現状であろう．本当に自覚症状を裏づける所見がないのであろうか．

4．画像診断の重視：

これまで加齢による不可逆的な腰椎の退行性変化を腰痛の原因として患者へ説明してきた例が多い．

その結果諦めが強制され，症状が改善されなくても免罪され，原因の究明が遅れている．

不必要な検査や薬剤の投与，さらには手術がなされてはいないだろうか．

CT，MRI，血液化学的検査などの医療機器の発達は器質的疾患の発見に貢献している反面，機能的疾患が軽視される傾向を生み出していると考える．

とくに慢性腰痛（骨盤痛）のような難治性で多彩な自覚症状を主とする疾患（症状）は軽視され，患者との信頼関係を妨げていることは否めない．

5．セクト主義：

腰痛（骨盤痛）の原因に多要因が関与しているにもかかわらず，看護師，理学療法士，心理療法士などの職種を含めて整形外科，産婦人科，内科，心療内科，精神科，リハビリテーション医学との集学的なとりくみが遅れている．

とくに更年期障害において比率が高い腰痛（骨盤痛）に対しては不定愁訴とされ，整形外科領域からの対応も弱く，画像上に表れた退行性変化を原因疾患とされてきた可能性がある．

上述のように欧米では筋骨格性骨盤痛，筋筋膜性骨盤痛として，整形外科医が関与する身体的症状についても，とくに理学療法士による数多くの報告がなされている．

6．医学教育における軽視：

教科書として筆者なども参考にしてきた「神中整形外科学」（岩本幸英編 2013）は膨大な著書（2264 ページ）であるが，そのうち女性の腰痛（骨盤痛）を含む「いわゆる腰痛症」，すなわち非特異的腰痛についてはわずか 4 ページ（0.2%）を占めるに過ぎない．

婦人科領域においても教科書的な「プリンシプル産科婦人科学第 3 版」（武村雄二ほか監修：2014）によれば，女性の 20%以上は経験するとされる更年期障害を中心とする疾患の記述は 1687 ページ中 49 ペー（2.9%）である．

更年期障害の愁訴としては肩こりに次いでもっとも多いとされる腰痛については当然さらに低くなるであろう．この高い有病率をもつ腰痛（骨盤痛）が存在する社会的な現実と，将来医師として活動する学生に対する医学教育における慢性腰痛（骨盤痛）の位置づけとの格差は大きい．

また重視すべき骨盤についての教科書の記載は少なく，前述の「神中整形外科学」を例にとれば骨盤と仙腸関節についての記述は全体の 1.0%（24 ページ）にすぎない．

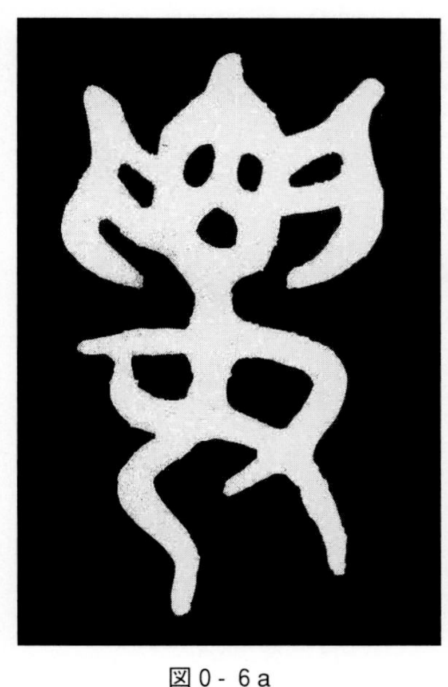

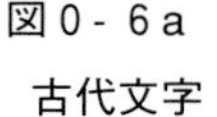

図0-6a
古代文字

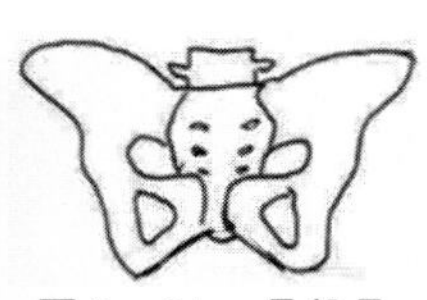

図0-6b　骨盤骨

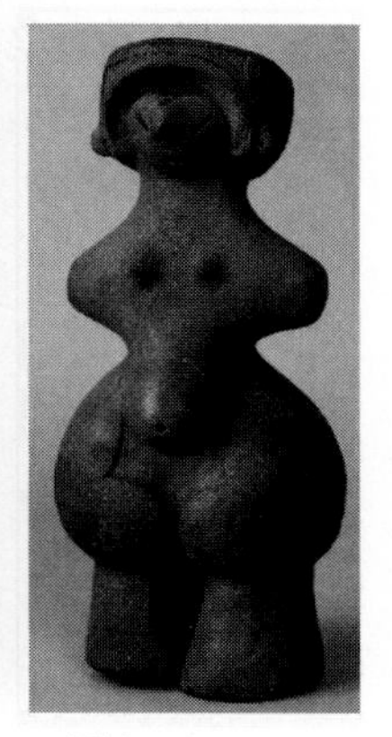

図0-6c
縄文のビーナス

副交感神経系は脳幹・延髄と仙髄に分かれ，自律神経系として全身へ影響をもつ．

身体支持のほかに消化・排泄，生殖などの重要な生体機能が集中する骨盤部は，骨盤神経叢を介して内臓からの影響を受け，体性内臓反射などを通じて筋骨格系へ，さらには中枢神経系へ影響を及ぼしている．

字義的にも「腰」は骨盤を表すとされる．

「字統」（白川 静）によれば「腰」の字はもとは「要」で「女子の腰骨の象形「腰」はその形声字．「要」が重要の意に専用されるに及んで「腰」の字が作られた」とされる．「要」は「象形　腰骨の形．女子の腰骨は発達が著しいものであるから，下部を女に作る．腰の初文．＜説文＞（説文解字：後漢時代の最古の辞書）に＜身の中なり人の要(こし)に象(かたど)る＞という．臼(きょく)の部分は腰部の骨盤の形．人体の最も枢要な部分を要領といい，領はくび．要領を保つとは命を全うすること.」とある（図0-６）．

また骨盤の一部である仙骨は sacrum（sacral 聖なる）といい，この骨が神に捧げる生(い)け贄(にえ)の骨とされたためとされる．かつて解体新書では「護神骨」と訳され，明治時代になって薦骨と記載されるようになったという．「薦」も草を敷いて，神獣をのせ神に捧げるの意味とある（戦後仙骨に改称）．

また仙骨の先端にある尾骨はイスラム教では人類は尾骨から創造され，尾骨によって復活するとされ，ヨガでは第１のチャクラ，すなわち生命，エネルギーの根源として重視されている．

わが国では腰を使った言葉は対象への構えを表しており，「腰が砕ける」「腰が弱い」「腰が据わらぬ」「腰を入れる」「腰を抜かす」「腰を据える」など多い．

腰と肚(はら)，臍下丹田を重視する日本人の考え方からいっても骨盤と密接に結びついているといってよいであろう．このように全身的，より根源的な意味をもち，東西共通する点は興味深い．

腰痛（骨盤痛）は従来の腰椎の退行性変化を中心とする画像診断の呪縛を解き放ち，骨盤を含めて東西の古人のように全身的，根源的な追求が必要であると考える．

本書は巨大なテーマである慢性腰痛（骨盤痛）に対して，象の脚を撫でた盲人の報告に過ぎないが，多くのプライマリ・ケアに携わる臨床医の方々の今後のとりくみに寄与できれば，望外の喜びとするものである．

本書を出版するにあたり筆者が女性の腰痛（骨盤痛），慢性骨盤痛にとりくむきっかけを与え，指導していただいた元長崎市民病院産婦人科医長 田川博之博士，松本産婦人科医院 松本　勝院長に厚くお礼を申し上げます．本書が社会医療法人健友会・上戸町病院整形外科 菅 政和医師，同会 大浦診療所前職員の井手政子トレーナー，金子英子看護師，山口節子保健師，および石田俊一，松延栄治氏をはじめ多くの職員と患者さんの協力を得て作成されたことに心から感謝いたします．

また前著「中高年女性の腰痛」にはじまる筆者の異端の仮説（？）に20年間耐えて，再び世に出していただいた創風社社長 千田顕史氏に謝意を表します．

2020年5月

大浦診療所　整形外科
富田満夫

目　次

はじめに　3

第1章　疫　学　13
1　筋骨格性骨盤痛　13
2　定義　15
3　有病率　18
4　受療率　18
5　調査結果から　22

第2章　病　因　31
1　骨盤底筋の過緊張状態　31
2　トリガーポイントの形成　33

第3章　自覚症状　37
1　既往歴　37
2　経過　40
3　現症　40
4　女性労働者と腰痛（骨盤痛）　51

第4章　身体的症状　57
1　視診　57
2　触診　60
3　疼痛誘発テスト　65
4　神経症状　67
5　関節可動域　70
6　自律神経症状　76
7　精神症状　77

第5章　画像検査　81

1　単純X線　81

2　MRI，CT　82

3　超音波検査　83

第6章　臨床検査　85

第7章　治　療　87

1　リラクセーション　87

2　運動療法　91

3　皮膚刺激療法　92

4　インターベンション治療法　94

5　理学療法　100

6　薬物療法　101

7　代替療法　101

8　精神療法　104

9　患者教育　105

おわりに　107

索引　111

プライマリ・ケアにおける

慢性骨盤痛

——筋骨格系からのアプローチ——

第1章　疫　学

慢性骨盤痛について，今世紀に入って欧米では慢性骨盤痛（CPP: chronic pelvic pain）あるいは慢性骨盤痛症候群（CPPS: chronic pelvic pain syndrome）として数多くの著書や論文が報告されている．

これらの報告は前者は婦人科領域からが多く，泌尿器科領域からは後者の演題が多いようである．

歴史的には婦人科領域の方が古いと思われるが，本邦では「慢性骨盤痛」の報告は婦人科領域ですらなぜか少ない．

そのほとんどが心身医学との関連，局所症状や器質的な疾患との関連で述べられている[13) 41)]．

泌尿器科領域からも下腹部，会陰部の骨盤痛以外は背側の腰痛（骨盤痛）についての報告は少ないようで，整形外科領域から慢性骨盤痛としての報告は皆無に等しい．

一方，腰痛については日本整形外科学会・日本腰痛学会による「腰痛ガイドライン」が2012年に刊行された．それによれば原因別分類で脊椎，神経，内臓，血管，心因性などがあげられている（表1 - 1）[32)]．

「腰痛ガイドライン」(2012) では「下肢症状をともなわない腰痛では原因を特定することは困難であり，このような非特異的腰痛が85%を占めている」とされていた（図0 - 2）．

しかしながら「腰痛ガイドライン」(2012) は2019年に改訂され，それによれば整形外科専門医による調査を根拠に，非特異的腰痛の発生率は22%として一定の評価を与えている[32)]．

具体的には椎間関節性（22%），筋・筋膜性（18%），椎間板性（13%），狭窄症（11%），仙腸関節性（6%）が明らかになったとされる．筋・筋膜性腰痛が非特異的腰痛とオーバーラップするとしてもかなりの相違である．これらの退行性変化の評価については意見が分かれるところであり，あとで詳しく述べたい．

慢性骨盤痛の鑑別診断として婦人科領域から齋藤らは以下の表をあげている（表1 - 2）[38)]．

ともに骨盤内の臓器や筋骨格系，精神神経系の影響を受けるため集学的なとりくみを必要としている．

しかし第一線の多忙な臨床医にとって，「腰痛ガイドライン」または「疼痛ガイドライン」で有効とされる認知行動療法や集学的なとりくみは不可能に近い[22) 32)]．

本書の目的は慢性の腰痛（骨盤痛）に対してプライマリ・ケアに携わる医師として，筋骨格系からのアプローチを試みることで，効果的な診断・治療の方法を探り，患者の苦痛を軽減して再発を防ぐことにある．

以下，疫学的に明らかにする中で本症の位置づけを探ってみたい．

1　筋骨格性骨盤痛

1.1　慢性疼痛と筋骨格系

筆者の経験では慢性疼痛を訴える患者のほとんどに疼痛，違和感をともなう他動的な関節可動域制限を認めている．これらは随意筋のみでなく，皮下組織の平滑筋を含む筋のスパスム，拘縮によるものと理解している．可動域の改善とともに自覚症状も軽減しているため相互に関連しており，慢性骨盤痛についても筋骨格系の関与は高い比率を占めているものと推定される[42) 43)]．

Travellは慢性疼痛の78 ～ 85%に筋・筋膜の過緊張による症状が関与しているとし，具体的には筋のス

表1-1　腰痛の原因別分類
「腰痛ガイドライン」(2012)

腰痛の原因別分類
脊椎由来
腰椎椎間板ヘルニア
腰部脊柱管狭窄症
分離性脊椎すべり症
変性脊椎すべり症
代謝性疾患（骨粗鬆症，骨軟化症など）
脊椎腫瘍（原発性または転移性腫瘍など）
脊椎感染症（化膿性脊椎炎，脊椎カリエスなど）
脊椎外傷（椎体骨折など）
筋筋膜性腰痛
腰椎椎間板症
脊柱靱帯骨化症
脊柱変形など
神経由来
脊髄腫瘍，馬尾腫瘍など
内臓由来
腎尿路系疾患（腎結石，尿路結石，腎盂腎炎など）
婦人科系疾患（子宮内膜症など），妊娠
その他（腹腔内病変，後腹膜病変など）
血管由来
腹部大動脈瘤，解離性大動脈瘤など
心因性
うつ病，ヒステリーなど
その他

「腰痛ガイドライン」(2019) では，椎間関節性，仙陽関節性，股関節性などが加わっている。

パスムと関連痛[註1]をもたらす誘発点[註2]（trigger point TP: 以下トリガーポイント）トリガーポイントが原因とされている[44].

註1）　関連痛（referred pain）：痛みとなる原因から離れた部位に感じる痛み

註2）　トリガーポイント（trigger point, TP）：知覚過敏な触知しうる圧痛を有し，知覚および自律神経症状をおこす（冷感，発汗，心悸亢進，鼻風邪，流涙，紅斑など）

表1－2　慢性骨盤痛の鑑別診断
齋藤（2005）[38]

慢性骨盤痛の鑑別診断
産婦人科
子宮内膜症
癒着（慢性骨盤内炎症症候群）
子宮筋腫
子宮腺筋症
骨盤うっ滞症候群
中間期痛（排卵痛）
消化器科
過敏性腸炎
慢性虫垂炎
炎症性腸疾患（Crohn 病）
憩室症
憩室炎
Meckel 憩室
泌尿器科
不安定膀胱
尿道症候群（慢性尿道炎）
間質性膀胱炎（疼痛性膀胱症候群）
筋肉，骨または筋膜
繊維筋痛
ヘルニア（鼠径，大腿部，臍帯，切開創，半月状線）
絞厄式神経障害
筋膜炎
側彎症
椎間板病
脊椎すべり症
恥骨炎
精神科
うつ
不安
精神性的機能障害，性的暴力
心気症
身体化
個人的不満
手術によるもの
癒着
慢性虫垂炎
ヘルニア
炎症性腸疾患
解剖学的病態

1.2　慢性骨盤痛と筋骨格系

近年，筋・筋膜性骨盤性疼痛（症候群）（myofascial chronic pelvic pain <syndrome> ）または筋骨格性骨盤痛（musculoskeletal pelvic pain）と呼称される報告が多くなされている．

Gunter によれば筋・筋膜性疼痛は関連痛をともなう筋のスパスム，易刺激性の筋骨格障害であり，慢性疼痛の 85%は筋・筋膜性の疼痛であると述べている[10].

慢性骨盤痛には器質的な運動器，生殖器，泌尿器，消化器などの疾患を含むが，本書では筋骨格性骨盤痛を中心に述べ，他科の症状については筆者の能力を超えるため最小限にとどめたい．

これらの症状で重要な役割を果たすトリガーポイントは筋・筋膜以外にも皮膚，瘢痕部，腱，靱帯，滑液包，骨膜にも存在するとされている．

このため筋・筋膜を含む，より広義の筋骨格性の骨盤痛を対象とし，本書では「筋骨格性骨盤痛」の名称を使用することにする．

Baker は「筋骨格系はしばしば慢性骨盤痛の症状に関係し，多くはその主要な原因となっている」と述べ[4]，Pastore も同様に筋・筋膜性疼痛は慢性骨盤痛の主要部分を占め，主な特徴は骨盤底筋の緊張とトリガーポイントにあるとしている[35]．

具体的には Tu らは慢性骨盤痛を訴える女性の 14 ～ 23%に，Weiss，Mieritz らは 37%～ 51%に筋骨格系の異常所見を認めている[23] [46] [48]．

さらに慢性骨盤痛の 85%～ 90%は筋骨格性の疼痛と主張している報告もある[18] [25] [26]．

これらの報告も骨盤底筋の緊張亢進やトリガーポイントの存在を筋骨格性骨盤痛の根拠としている．

骨盤腔内のトリガーポイントは下腹部，前庭，膣，会陰部，直腸，膀胱さらには腰仙部，臀部，大腿部に関連している．遠隔部位では疼痛よりも刺激症状が特徴的で，切迫排尿，頻尿，陰部灼熱感，掻痒感，排尿困難などが単独または複合して出現するとされる．

このように慢性骨盤痛においてもトリガーポイントを有する骨盤底筋をはじめ周辺の筋の過緊張が生殖器系，泌尿器系，消化器系へ影響を与えているのである[10]．

自覚症状としては腰痛，鼠径部痛，下肢痛などの運動器の領域におよび，筆者が報告したように他覚的にも筋緊張，圧痛，運動制限，筋力低下などの所見を有している[42]．

骨盤底筋は骨盤の中で最大の組織で容易に触知でき，疼痛との関係では重要であるにもかかわらず，これまで疼痛の評価として問題にならなかった経過がある．

内臓障害において筋骨格系は体性内臓反射により皮下組織を含む筋骨格系の慢性疼痛の原因やその他の障害についても影響を及ぼしている．

2　定義

慢性腰痛（骨盤痛）を論議する場合には部位，期間，対象年齢，病因など定義を明らかにしなければならないと考えるが，現状ではとりくみが進んでいるとされる欧米でも慢性骨盤痛の明確な定義はない．

欧米では婦人科，泌尿器科領域から慢性骨盤痛についてのガイドラインが出されているが残念ながら本邦にはまだないようである．

最近わが国で婦人科領域から出された報告の定義によると，「少なくとも 3 ヶ月から 6 ヶ月以上続き，妊娠に関係なく，骨盤領域に認められ，生活に支障をきたし，治療を必要とする疼痛」としている[13]．

妊娠，出産や周期的に出現する月経困難症，中間痛などの疼痛は一般的には含まれないが，月経困難症を含む報告もある．また慢性骨盤痛を下腹部に限定している報告もみられる[26] [51] [52]．

このため有病率についての報告には大きな差異がある．

2.1 部位

慢性骨盤痛では一般に下腹部，腰仙部，下肢を指す報告が多い．

「腰痛ガイドライン」（2019）によると腰痛は「体幹後面に存在し，第12肋骨と殿溝下端の間にある，少なくとも1日以上継続する痛み，片側，または両側の下肢に放散する痛みを伴う場合も，伴わない場合もある」とされる[32]．わが国では婦人科領域からの「慢性骨盤痛」としての報告例は部位的にはほとんどが下腹部から会陰部にかけての症状である[28]．泌尿器科領域からの報告も泌尿器を中心とする下腹部から会陰部にかけた限られた範囲が多く，腰痛（骨盤痛）を中心とする愁訴は少ない．

逆に整形外科領域から腰痛（骨盤痛）に関する報告が下腹部や会陰部に言及することは，鼠径部痛，尾骨痛や腹筋に関する報告以外にはほとんどない．ここに大きな暗い谷間が存在する．

すなわち身体の前面（下腹部）は婦人科，泌尿器科領域，後面（腰・殿部）は整形外科領域とに分けてきたセクト主義に大きな問題があると考えている．

女性が訴える腰痛は男性よりも骨盤部（仙骨部，殿部）に多い[42) 49]．

すなわち下腹部を中心とした症状（ 疾患）であっても，また主訴として訴えなくても，関連痛として腰痛（骨盤痛）をおこす可能性が高いと見るべきであろう．近年の筋骨格性骨盤痛や筋筋膜性骨盤痛に関する報告の著しい増加は，運動器に影響を与えた骨盤内臓器の異常の解明が進んできたことの反映ではないだろうか．したがって本書においても婦人科領域からの報告のように，下腹部に限局した報告（外傷，出産，腹部手術など）も含めて腰痛（骨盤痛），下肢症状への影響を考慮して記述することにした．

Apteは「T_{10}以下の体性・内臓性神経支配を受ける部位」としているが，簡潔で下肢症状を含めているため適切と思われる[3]．

従来腰痛（骨盤痛）に関しては画像診断による腰椎の骨・軟骨の変化を重視してきたため，部位的にも腰椎を中心とする狭い意味に理解されやすい．

骨盤臓器を支配する自律神経がT_{10}以下S_5まで及ぶことを考慮して，腰痛を従来の構築上の問題から多因子的な骨盤痛を含めた総合的な把握が必要になっていると考える．

2.2 期間

「腰痛ガイドライン」(2019)では「有症期間：急性腰痛（発症から期間が4週間未満），亜急性腰痛（発症から期間が4週間以上3ヶ月未満），慢性腰痛（発症から期間が3ヶ月以上)」としている．

急性期の腰痛（骨盤痛）の症例は少なく，筆者の経験でも女性の多くは慢性腰痛（骨盤痛）の急性再燃である．したがって急性症状が消退してもほとんどの症例では慢性期の症状が残っていると考えている．

欧米では慢性骨盤痛を6ヶ月以上とする報告が多いようである．

とくに女性では年余にわたり慢性腰痛（骨盤痛）に苦しみ，初発時期が不明確な例がほとんどであり，亜急性期は日常診療上あまり意味をなさないと思われるが.「腰痛ガイドライン」（2019）に従って本書でも3ヶ月とする[32]．

2.3 性別・年齢

文献的には50歳を上限とする慢性骨盤痛の報告が大半であり，70歳以上の高齢者を対象に含めた報告は少ないが[21) 51]，75歳以上の高齢者でも13%とする報告がある[51]．

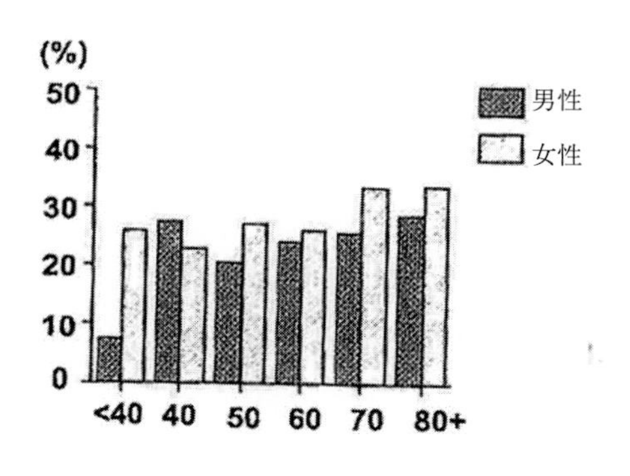

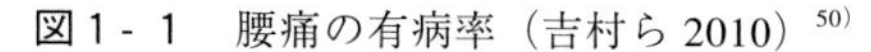
図1-1 腰痛の有病率（吉村ら 2010）[50)]

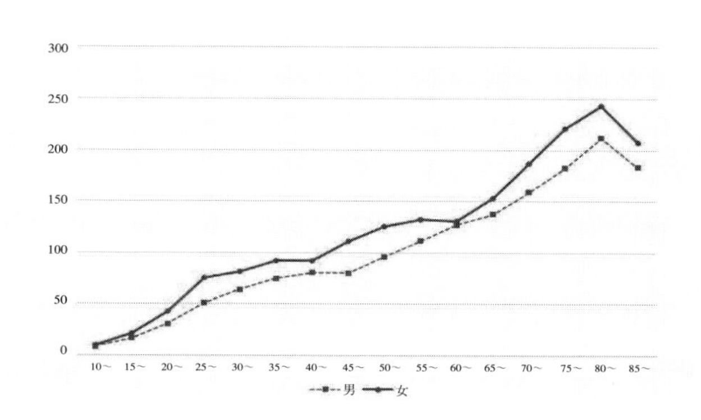

図1-2 腰痛有病率「平成28年国民生活基礎調査」（厚労省 2018）[15)] より筆者作成

Zondervanらは慢性骨盤痛は61-73歳までの慢性骨盤痛の女性に持続時間が長いため比率が有意に高かったことを述べている[51) 52)]．Lovingらも75歳以上の高齢者に25歳以下，46～55歳の最高17%に次いで高率（13%）に認めたと報告している[21)]．このように更年期女性に次いで高齢者の慢性骨盤痛の頻度が高い報告があることに注目したい．

慢性骨盤痛が後で述べる中高年期後に発症する慢性の腰痛（骨盤痛）が高齢になるまで持続している可能性を示していると考えるからである．

Ayorindeらはヘルニア，脊椎症，便秘，骨盤底筋の障害など高齢者に一般的に見られる症状が慢性骨盤痛を増加させる原因になる可能性を述べている[2)]．

吉村らや国民生活基礎調査の報告を見ても，女性の「腰痛」の比率が男性よりも高く，加齢の影響が見られる（図1-1，図1-2）[15) 29) 50)]．

諸外国の報告例も同様に加齢により女性の比率が高くなることを述べている．

男性の方が重筋労働が多く，時間的にも長く，退行性変化がより著明であり[24) 30)]，腰痛に影響するとされるアルコール依存症，喫煙なども男性が多い．

加齢による腰痛の頻度はこのように女性が高い事実はなぜであろうか[39)]．

Wangらはエストロゲンの減少により椎間板の変性が促進されていることを推定し，その他にも「腰痛ガイドライン」のように，骨粗鬆症を腰痛の原因にあげている報告がある[29) 47)]．骨粗鬆症については後述するが，このような生物学的に原因を求める報告はなぜか少ない．現状では，女性に多い腰痛の性差を説明しうる個別のリスクファクターを探求する研究が必要であるとする段階にとどまっている[49) 50)]．

その他関連する因子として，人種，教育水準，生活水準，身体的・性的虐待などがあげられている[9) 39)]．

このように老年期の高齢者は問診上も症状の正確な把握が困難であり，多因子的な身体症状と社会的要因の複雑さも加わり疫学的調査を困難にしている．

高齢者を対象として調査が少ない理由の一つであろう．

2.4 病因：

Mieritzらは慢性骨盤痛は女性の25%，男性の10～16%と女性に高く出現し，女性の39%は慢性骨盤痛を経験しており，15 ～ 20%は一年以上経過すると述べている．

しかも 61%が原因不明とされる[23) 31)]．

原因不明とされる根拠は生殖器系，泌尿器系，消化器系，筋骨格系，精神神経系などの多くの要因と関連性があるためであろう．

慢性腰痛について「下肢症状をともなわない腰痛の場合，その 85%では病理解剖学的な診断を正確に行うことは困難で」あるとされる[32)]．

慢性骨盤痛についても腰痛と同じように症状名であり，このように原因の特定は困難である．治療の困難性，集学的なとりくみを必要とする理由もそこにあると考える．

3　有病率

定義が不明確であるため，慢性骨盤痛の有病率については上述のように幅があり，国連の調査によれば女性人口の 4.6 ～ 26.6%とされる[20)]．Ahangari, Gunter らは 5.7 ～ 26.6%とし[1) 10)]，Coelho は 2.1%～ 43.4% さらに幅が広い[9)]．

筋骨格性骨盤痛の比率は前述のように高率を占めることが予想される．

腰痛（骨盤痛）の比率の高さからいって，潜在的な境界領域における比率を含めるとさらに高率となるであろう．筆者の経験からみても日常診療上腰痛を訴えなくても下肢の可動域制限を認め，治療により自・他覚的症状の改善がもたらされることは珍しくない．

わが国における骨盤痛を含む腰痛の有訴者率[註1)]（以下有病率とする）と比較すると，女性は全世代にわたって男性よりも高率に認められている（図 1 - 2）．

退行性変化との関係は次項で述べたい．

註 1）　厚労省統計の国民生活基礎調査で指標を 1989 年よりそれまでの有病率を有訴者率とした．一般には有病率としているため本書でも有病率とする．

4　受療率

4.1　退行性変化

医療機関の「患者調査」による受療率は先述のように疼痛の程度，年齢のほかに，医療機関への距離，交通手段，通院時間，経済的負担，労働条件など社会的要因が関係している．

「腰痛ガイドライン」(2012) によれば「画像上の脊椎変性所見は症状と必ずしも一致しないため，一般的には非特異的腰痛の範疇に入れる場合が多い」「X 線所見と非特異的腰痛の因果関係については，確固たるエビデンスがない」として，退行性変化と腰痛との因果関係については否定的であった[32)]．

今回の改訂版でも下肢痛を有する症例には撮影の意義があるとする立場であるが，少なくとも非特異的腰痛に対してルーチンに撮影する必要性は高くないとしている．

しかしながら画像診断中心の呪縛からの離脱は筆者自身も困難であり，多くの整形外科医をはじめ臨床に携わる医師も同じであろう．このため統計的な事実とともに考えてみたい．

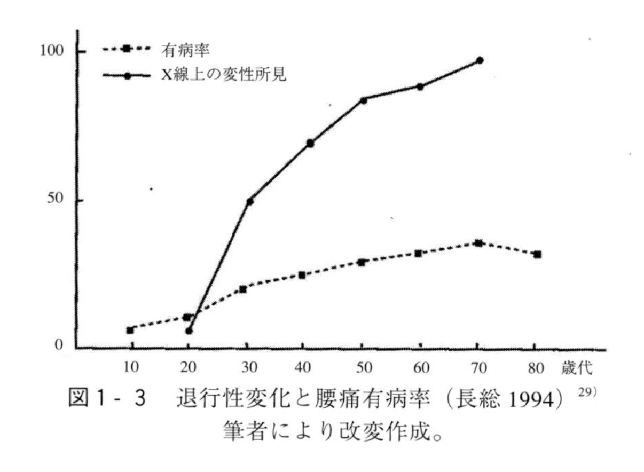

図1-3　退行性変化と腰痛有病率（長総 1994）[29]
筆者により改変作成。

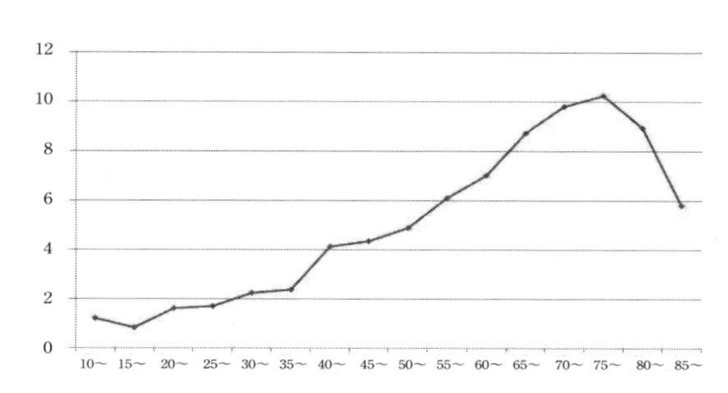

図1-4　「脊椎障害」「椎間板障害」
／「腰痛症」（女性）
厚労省（2019）より筆者作成．
以下図1-11まで同じ。

4.1.1　「脊椎障害（脊椎症を含む）」（以下「脊椎障害」）[註1)]

画像診断上の退行性変化は30歳代ですでに49%出現し，その後加齢とともに増加して70歳代98%に認められるとしている（図1-3）[29)]．

註1）厚労省の統計上の用語は「」で示す．

剖検所見では当然ながらさらに若年化して，40歳代でほぼ100%に椎間関節の変性を含めて，これらの退行性変化を認めている[24) 30)]．

一方，腰痛の有病率も同様に加齢とともに上昇するが，もっとも高い80歳代の女性で25～30%程度である（図1-1，図1-3）．その差異について言及した報告はなぜか少ないようである．

腰痛有病率を5歳間隔の統計で見ると，若年期を除外すると緩やかな二峰性をなしている．「脊椎障害」の受療率は最も高いが，頸椎の「脊椎症」を含んでいるため腰椎の変化のみをあらわすものではない．

2011年から2017年の「患者調査」によると，受療率は男女ともに加齢とともに上昇し，40歳代から60歳代までは男性よりも女性のほうがやや高い傾向にある（図1-5b，図1-5c）．その後は漸減し右肩下がりに男性よりも低くなっている．

脊椎障害の受療率は80～84歳がもっとも高く，2017年の患者調査では女性の受療率では「脊椎障害」が「腰痛症」の12.3倍にも達している（50歳代1.5倍，60歳代2.7倍，70歳代6.1倍）．プライマリ・ケアにおいて非特異的腰痛の占める比率とは逆転している状況については後述する．退行性変化が高率に出現する男性よりも，中高年期の女性の受療率が高いことに注目する必要がある．

4.1.2　「椎間板障害」

脊椎障害と同じように頸椎の椎間板障害を含んでいる．（図1-6）．

加齢による受療率の増加傾向は「脊椎障害」ほど著明でないが，中高年期女性の受療率は「脊椎障害」よりも明らかに高い．

2011年，2014年の統計では50歳をピークに（男性1.0，女性1.24～1.49），60歳代まで男性より受療率は明らかに高く，高齢化とともに漸減している

2017年度には女性が男性より高い受療率は60歳代をピーク（男性1.0，女性1.16）に74歳までと高齢化し，その後漸減している．男性より高い受療率が前回よりやや高齢化している印象を与える（図1-6c）．

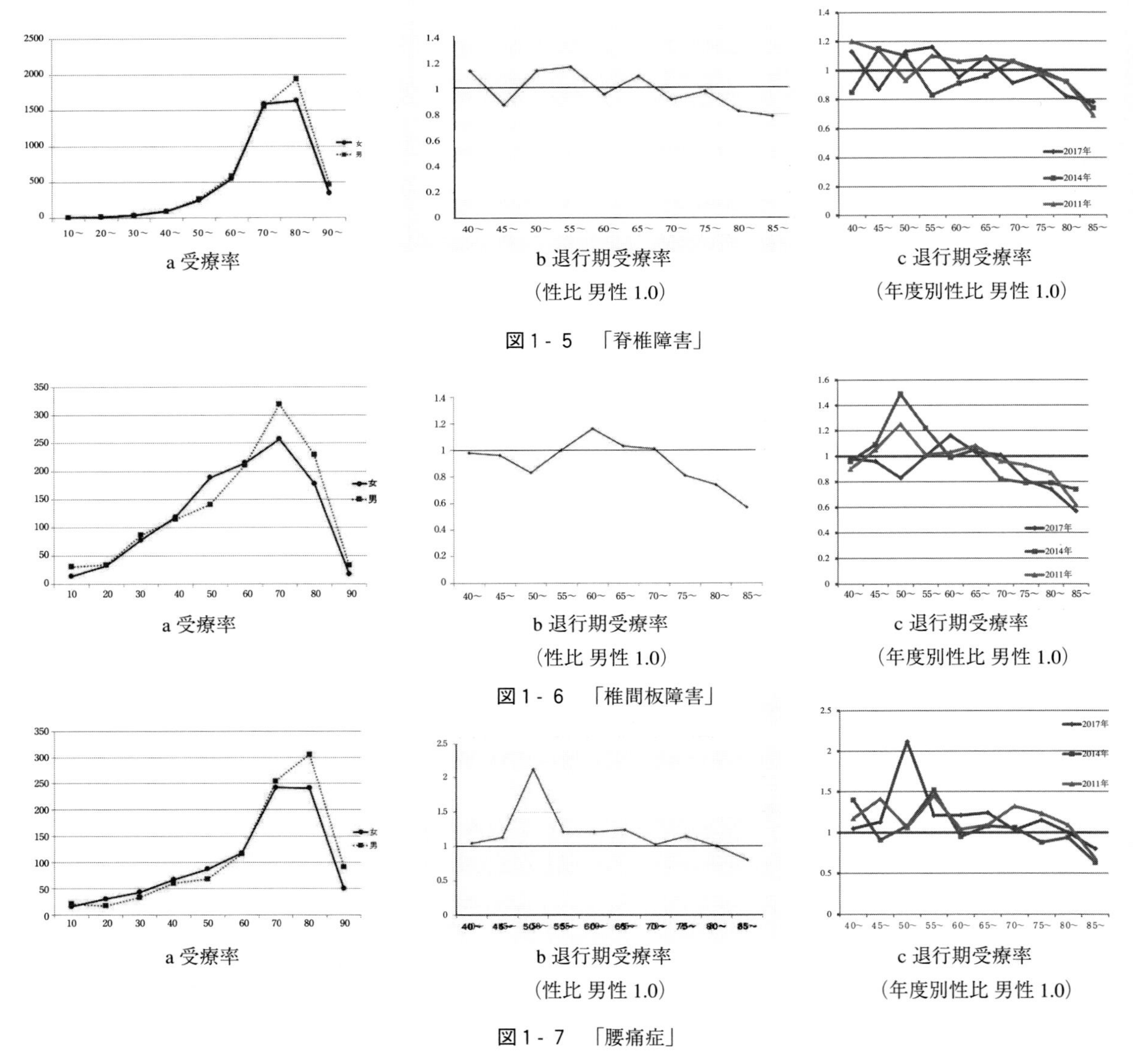

a 受療率

b 退行期受療率
（性比 男性 1.0）

c 退行期受療率
（年度別性比 男性 1.0）

図１‐５　「脊椎障害」

a 受療率

b 退行期受療率
（性比 男性 1.0）

c 退行期受療率
（年度別性比 男性 1.0）

図１‐６　「椎間板障害」

a 受療率

b 退行期受療率
（性比 男性 1.0）

c 退行期受療率
（年度別性比 男性 1.0）

図１‐７　「腰痛症」

いずれも 70 歳以降は男性よりも受療率は低い．

4.1.3　「腰痛症及び坐骨神経痛」（以下「腰痛症」）

神経根障害およびミエロパチーを除外した診断である．

「腰痛症及び坐骨神経痛」は受療率が低く，加齢とともに増加しているが，ほとんどの世代で男性よりも受療率が高い（図１‐７）．男性との比較ではピークが 50 歳代に見られ，男性 1.0 に対し 1.45 ～ 2.12 となっている．日常診療の中で 80 ～ 90％を占めるとされるいわゆる腰痛症（非特異的腰痛）が [12]，受療率としては脊椎障害，椎間板障害に比べてもっとも低い．

非特異的腰痛を含む「腰痛症」を画像上に退行性変化を示す「脊椎障害」「椎間板障害」との比率で見ると，女性の「腰痛症及び坐骨神経痛」1.0 に対し，同じく女性の退行性変化の受療率は加齢とともに圧倒的に高い（図１‐４）．

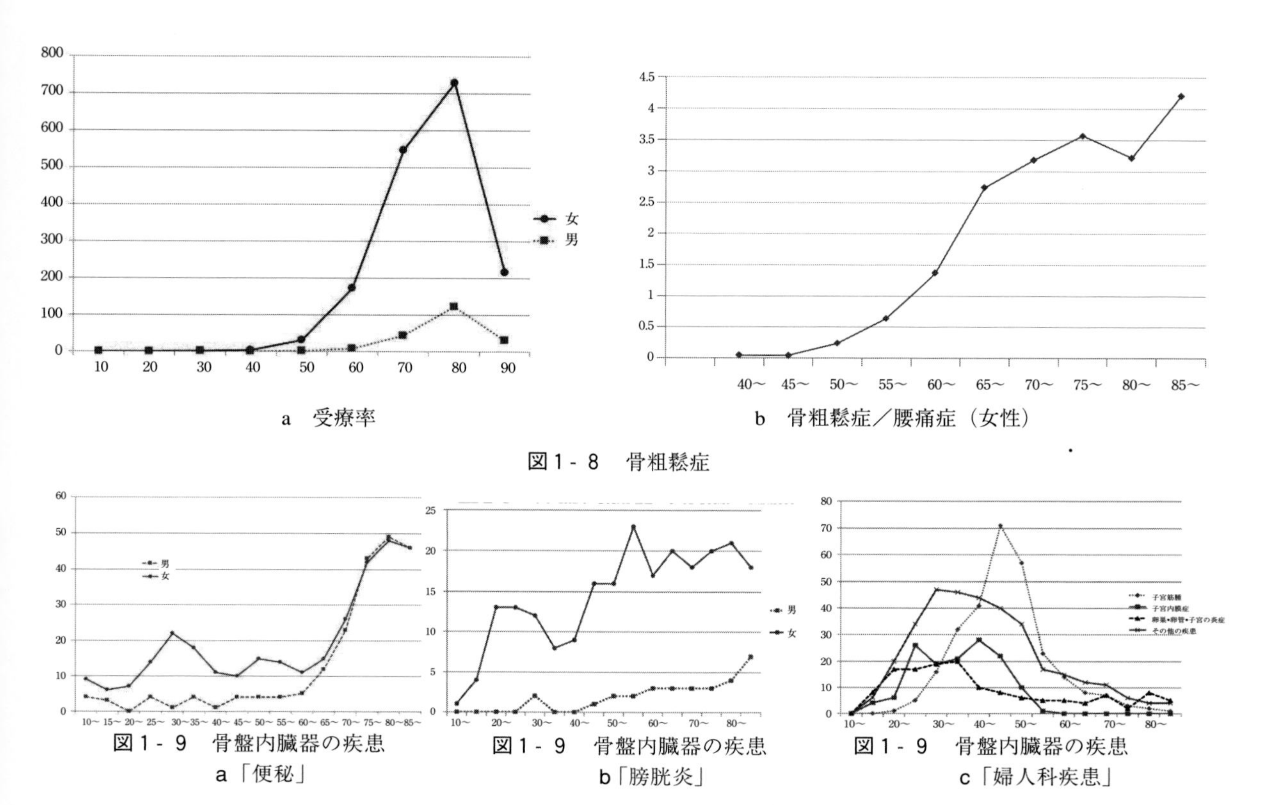

a　受療率

b　骨粗鬆症／腰痛症（女性）

図1-8　骨粗鬆症

図1-9　骨盤内臓器の疾患
a「便秘」

図1-9　骨盤内臓器の疾患
b「膀胱炎」

図1-9　骨盤内臓器の疾患
c「婦人科疾患」

4.1.4 骨粗鬆症

「腰痛ガイドライン」によれば腰痛の原因に骨粗鬆症もあげられている（表1-1）.

男性と比較して受療率に大きな差異が認められ，加齢の影響が著明である（図1-8a）.

非特異的腰痛とされる「腰痛症」(1.0) と比較して加齢とともに3～4倍となっている（図1-8b）.

4.2　骨盤内臓器の疾患

4.2.1 消化器系疾患

文献的に慢性骨盤痛の原因としてあげられている骨盤内臓器の疾患と腰痛（骨盤痛）との関係を受療率で見てみたい.

消化器については「過敏性腸疾患」「便秘」があげられているが，「過敏性腸疾患」は年齢的な影響は見られず，受療率も低いため統計的に影響はない.

「便秘」は女性は25歳以上から漸増し一時低下するが65歳以上急激に増加し，75歳以上でもっとも高い.

中高年期は若年期，老年期よりも受療率は低い（図1-9a）.

4.2.2 泌尿器系疾患

慢性骨盤痛の原因として諸家の報告に間質性膀胱炎があげられているため検索した.

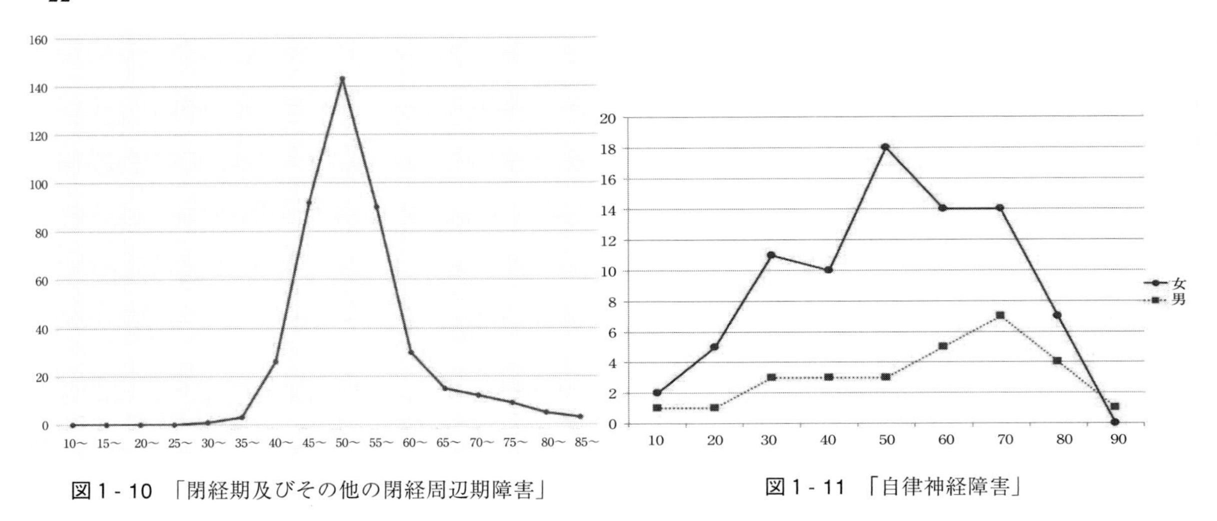

図1-10 「閉経期及びその他の閉経周辺期障害」

図1-11 「自律神経障害」

20歳代に高くその後低下するが35歳代から漸増し55歳～60歳でピークを示している．その後のグラフは平坦化している（図1-9b）．

4.2.3 生殖器系疾患

文献的には女性の骨盤内臓器の病変との関係が知られており，受療率を検討した．

子宮筋腫，骨盤臓器の炎症（「卵巣・卵管炎，子宮頸部の炎症，その他の骨盤臓器の炎症」），「子宮内膜症」「その他の骨盤臓器の疾患」はいずれも30代に受療率が高く，加齢とともに減少している（図1-9c）．

4.3 「閉経期及びその他の閉経周辺期障害」

更年期障害はここに分類される．50歳代がもっとも高率で，その後激減している（図1-10）．

4.4 「自律神経系の障害」

「自律神経系の障害」の受療率は低いが，65～69歳代がもっとも高率である（図1-11）．

中高年期に高い受療率を示す疾患は「閉経期及びその他の閉経周辺期障害」「自律神経の障害」「膀胱炎」に限られてくる．

4.5 「坐骨神経痛」

現在の国際疾病分類（ICD10）では上記のように「腰痛症及び坐骨神経痛」となっているため，国際疾病分類（ICD 9）による患者調査（1993）により検討した．

同分類によれば「坐骨神経痛」は椎間板ヘルニアなどの坐骨神経痛の原因が明示された障害は除外される．「坐骨神経痛」の受療率は45—64歳の中高年女性に同年齢の男性と比較して高率にみられる（図1-12）．

5 調査結果から

菊地は「腰痛は，医療機関を受診する愁訴としてもっとも多い．しかも，その大部分は非特異的腰痛である．

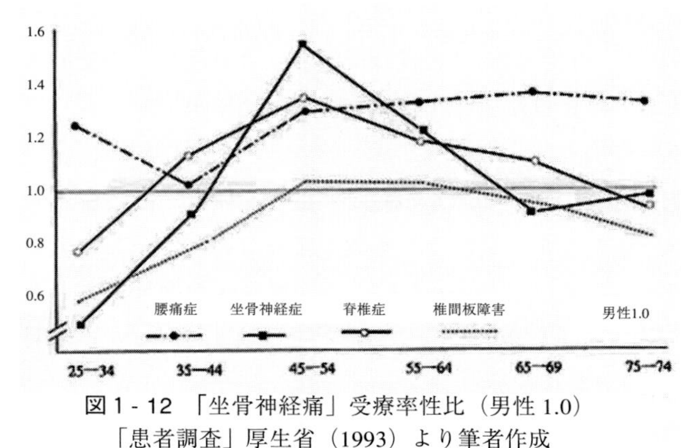

図1 - 12 「坐骨神経痛」受療率性比（男性 1.0）
「患者調査」厚生省（1993）より筆者作成

非特異的腰痛とは，腰部に起因するが，下肢に神経根や馬尾由来の症状，あるいは骨折，感染症や悪性腫瘍など重篤な外傷，疾患による症状を含んでいない痛みと定義される．日常の診療現場では，腰痛の 80 ～ 90%がこれに該当する」とし「超高齢社会の今，われわれはこの非特異的腰痛に真正面から立ち向かう必要がある」と述べている [12]．まず統計的な事実から検討を行いたい．

5.1　有病率

腰痛の有病者は加齢とともに男女とも増加し．有病率は男性よりも女性が高い（図1 - 1，1 - 2）．

初潮，生理痛，妊娠，出産，更年期障害や骨粗鬆症による脊椎変形などの腰痛をおこしやすい女性の生理的変化が原因とされ．さらに心理的・社会的ストレスなどの影響を受けやすい家庭環境，労働条件や環境が加わってくる．

このような状態が女性に高い有病率に反映されていると考えられる．

「国民生活基礎調査」によると最近の 6 年間（2012 ～ 2016 年）をみても，腰痛症の通院者率は女性は高血圧に次いで 2 位または 4 位で上位 5 位以内の高位にある（男性も同じく 4 位または 5 位にあり高位を占める）．すなわち苦痛のため治療を必要とする女性（男性）が多く，高位を占めている．

5.2　受療率

医療機関の「患者調査」による「脊椎障害」「椎間板障害」の受療率には頸椎を含んでいる．

しかしながら日常生活への影響や有病率の高さからみて，多くは腰痛を主訴として受診したものと推察される．2011 年から 2017 年までの 6 年間に受療率は減少している．

「脊椎障害」を例にとれば，50 歳代では 93.2%への減少であるが，腰痛（骨盤痛）の有病率がもっとも高い後期高齢者の受療率 83.0%へと 2 割近くも減少している，

2014 年の消費税率の引き上げ，この間の家計消費や実質賃金の低下，保険料引き上げ，窓口負担の増加などの影響が考えられる．

5.2.1　骨・軟骨の退行性変化

画像上の退行性変化を根拠に診断されたと思われる「脊椎障害（脊椎症を含む）」「椎間板障害」の受療率は男女とも 80 歳代まで増加しているが．男女比をとると女性の受療率はいずれも 30 歳代から漸増して 50 歳代でピークに達し，それ以後は漸減している．

一方非特異的腰痛症の受療率が主として含まれると思われる「腰痛症」の受療率と比較すると，いずれも 50 歳代がもっとも高率である（図1 - 7）．

このように男性よりも退行性変化が少なく，その程度も低い女性が 50 歳代で男性よりも受療率がもっとも高い．日常診療上 80 ～ 90%が非特異的腰痛症とされ [12]，そのほとんどが含まれていると思われる「腰痛症」

の受療率が低く，男性よりも 50 歳代でもっとも高い受療率は何を物語るのであろうか．

X 線上の退行性変化を根拠に診断されたと推定される「脊椎障害」「椎間板障害」と「腰痛症」の受療率との比率及び骨粗鬆と「腰痛症」の受療率との比較および骨粗鬆症と「腰痛症」との比率が加齢により増加している事実も何を示しているのであろうか（図 1 - 7）．

Tsujimoto らは日本人の女性（40 歳以上）の退行性変化（Kellgren-Lawrence 分類 2 度以上）と腰痛との間に相関を認めている．しかしながら退行性変化の所見を有する女性の大多数が腰痛を訴えていない事実について矛盾し，標準化された方法がないことを認めている [45]．Wang らによると閉経後の女性はエストロゲンの欠乏により椎間板変性が加速されるとされる [47]．「椎間板障害」における更年期とされる女性の明らかな受療率の高さはこのような事実を反映しているのであろうか．

「椎間板障害」と腰痛との関係で量・反応関係を個別の椎間板について証明することが条件であろう．

X 線上の退行性変化をその原因に求めるならば，加齢とともに男性よりも女性に高率に出現する骨変化に限られてくるであろう．

女性に多い退行性変化は骨粗鬆症，変性脊椎すべり症などであるが，その出現率が一定の頻度に達しないと統計的な性差に影響を与えない．したがって骨粗鬆症に限定されてくる．

骨粗鬆症が「腰痛ガイドライン」(2012, 2019) の原因別分類にあげられている（表 1- 1），

繰り返すが単なる骨密度の減少のみで腰痛の原因になることはない [12]．

「骨粗鬆症の予防と治療のガイドライン」（2015）（以下「骨粗鬆症ガイドライン」）によれば「骨粗鬆症にともなう椎体骨折」と限定している [16]．

同じガイドラインによれば椎体骨折を認めても，急性期の骨折以外は無症状のことが多いとされ，日常診療上もしばしば経験するところである [12]．

無限定で骨粗鬆症を腰痛（骨盤痛）の原因としてあげることは，日本整形外科学会・日本腰痛学会が他科へ与える影響からみても問題であろう．

婦人科領域からの調査でも腰痛と骨密度との関係については否定的である [33]．

すなわち「腰痛ガイドライン」にある骨密度の減少「骨粗鬆症」が腰痛をきたすのであるなら，加齢とともに腰痛有病率が男性の比率（ 1.0）により接近している事実と異なることになる（図 1 - 14b）．

骨粗鬆症の受療率は 80 ～ 89 歳がもっとも高く，男性と比較しても加齢とともに著しく高率を示しているからである（ 図 1 - 8 a)．これらの事実から，骨粗鬆症と腰痛（骨盤痛）との関係について否定的にならざるを得ない．　少なくともすべてのヒトに出現し，加齢とともに増加する退行性変化を特定の疾患（症状）の原因にすることは不可能であろう．

さらに個々の椎体の退行性変化（骨棘形成，椎間板の狭小化，椎間関節の変性，椎体のすべり，骨密度の減少など）と疼痛との量・反応関係，さらには疼痛に対するこれらの個々の退行性変化の比率や相互の関係を特定することも不可能であろう [42]．

5.2.2　骨盤内臓器の疾患

慢性骨盤痛の原因に比較的頻度の高い「便秘」「膀胱炎（間質性膀胱炎）」「子宮内膜症」などの疾患があげられている．これらの疾患について，受療率から検討してみたい．

「便秘」は加齢との関係は見られず，「膀胱炎」は中高年に高く以後加齢による変化は少ないが，受療率

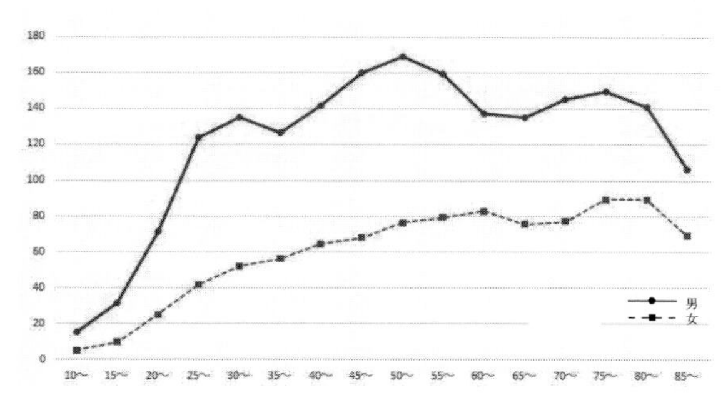

図1-13 「肩こり」有病率
厚生省「平成28年国民生活基礎調査」より筆者作成

が低いため統計的には影響が少ないであろう．

女性の骨盤臓器の炎症（「卵巣・卵管炎」「子宮頸部の炎症」「その他の骨盤臓器の炎症」），子宮内膜症，その他の骨盤臓器の疾患はいずれも30～40代にもっとも受療率が高く，加齢とともに減少している（図1-9C）．

これらの骨盤内の病変が若年層に高い受療率を示し，加齢により減少している事実は，症例により検討すべきであるが，全体としては加齢により増加している腰痛（骨盤痛）への影響は少ないと考えられる．

一方欧米の報告によると，慢性骨盤痛の精査のため，腹腔鏡を施行した女性は25～40%にものぼり，24～61%は病理学的な異常所見を認めないとされる[8)35)37)48)]．また子宮内膜症，骨盤臓器の炎症，癒着やその他の所見が見られても，疼痛の直接の原因とならない症例もあるとされる．

子宮内膜症の診断をうけた女性の12～33%が子宮摘出術などの手術を受けているが[8)35)]，治癒率はわずか40%であることは，子宮内膜症の疼痛との関係を疑わせるものである[17)36)]．Nevilleらは「筋骨格系の異常を無視し，内臓障害を推定して腹腔鏡や手術が行われているが良い結果は得られていない．このため適切な診断が遅れ，筋骨格系を原因とするより効果的な治療が遅れている」と警告している[31)]．

Sedighimehrらも上記のように慢性骨盤痛の原因が多岐にわたるため，一般的な評価として手術効果は低い上に．手術による肥厚性瘢痕がトリガーポイントになっている症例も見られるとして批判している[40)]．

5.2.3 更年期障害と自律神経障害

婦人科領域からの報告によれば，腰痛（骨盤痛）は更年期障害の身体症状として高率に見られる．慶応大学更年期指数にも40項目中に挙げられ，太田の更年期女性の統計では腰痛はトップを占めている．

太田は更年期の腰痛についてKupperman更年期指数（12項目）のArthralgia and Myalgiaに該当するとして，更年期における腰痛（とくに軽症）は自律神経失調症に原因を求めざるを得ないとしている[33)]．

腰痛に関する吉村らの疫学調査や国民生活基礎調査によっても中年期以後の女性は男性よりも腰痛の頻度が高い点で諸家の報告は共通している．

すなわち，更年期にあたる年代で女性の腰痛が増加している事実が示されていることは重要である．

このためこれらの事実から妊娠，出産，閉経，骨粗鬆症などの女性の生理的変化との関連が想定されている[6)33)]．したがって女性の腰痛（骨盤痛）が加齢とともに増加している事実を婦人科疾患との関連で検討すると，更年期障害を中心とする「閉経期及びその他の閉経周辺期障害」，および自律神経失調症を中心とする「自律神経障害」であろう（図1-10，図1-11）．

なぜならば，更年期障害において腰痛は最も頻度の高い症状の一つだからである．

更年期障害が発症する率は更年期女性の20～62%を占め，身体症状として腰痛は肩こりに次いで高く，重症度も高い（図0-2）[11)27)]．

有病率でみると45歳以上から50歳代にかけて男性よりも増加し緩やかなカーブをなしており．60歳代

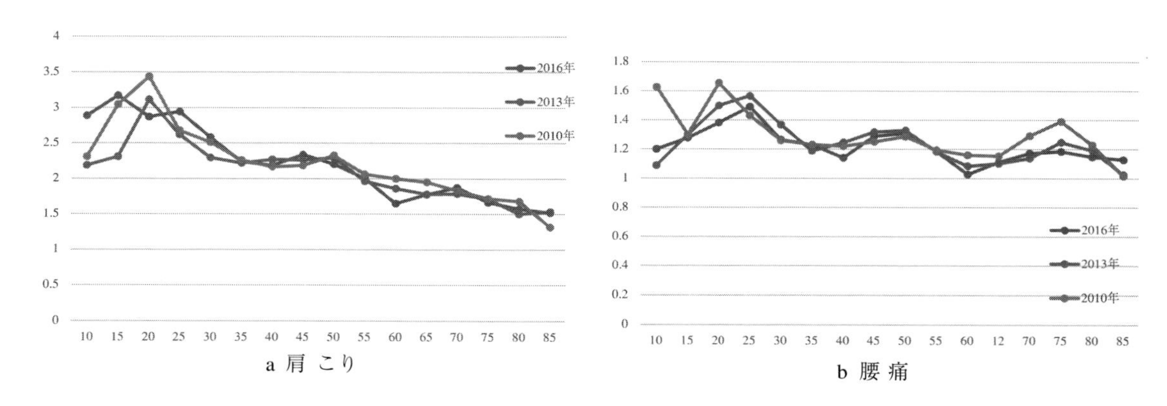

図1 - 14　年度別有病率（性比 男性1.0）

から再び男性よりも高く，80 歳でピークに達している（図1 - 2）．このことは中高年期に更年期障害として現れる腰痛の頻度の高さが統計的にも影響を与えていると考える．更年期障害の愁訴のトップを占める肩こりはいわゆる自律神経障害の代表的な自覚症状である（図0 - 3）．

肩こりの有病率について述べるならば女性は閉経期にあたる 50 歳～ 54 歳で高率を示し，その後減少し再び 65 歳～ 69 歳で再び上昇する（図 1 -13）．男性は 65 歳～ 69 歳まで上昇してその後減少する．

自律神経障害や更年期障害との関連が深い肩こりは男性との比率をとると 20 ～ 30 歳代と 50 歳代をピークとする二峰性または三峰性をなし，加齢とともに右肩下がりに男性の比率に近づいていく（図 1 - 14a）．

腰痛は 20 ～ 30 歳代に高く，次いで 50 ～ 60 歳代，70 歳代と三峰性をなしている．加齢とともに少しずつ右肩下がりに男性の比率に近づく（図 1 - 14b）．

腰痛の比率が 70 歳代に高くなるのは Ayorinde が指摘するように，加齢による筋力低下，椎体骨折による脊椎変形，便秘，骨盤底筋の障害など一般的に増加する症状が女性の腰痛（骨盤痛）を増加させている可能性がある．すなわち構築上の影響が肩こりよりも腰部や骨盤部が大きいためと思われる．

この男性との相違は初潮，妊娠，出産などの成長期・生殖期の大きな波を経て中高年期にかけて更年期障害の波へとつづく．

老年期に入り，新たな骨粗鬆症のような要因の添加よりも，その根柢に自律神経系（内分泌系）がバッソ オスチナートのように減衰しながら執拗に影響を与えている姿をこのグラフが示しているのではないだろうか（ 図 1 - 14）．

そして性が未分化であった胎生初期のように加齢とともに男性の比率に近づき，ともに苦痛を感じることのない世界へと向かうのであろうか．

同時に現れる腰痛（骨盤痛）の受療率の高さは，内分泌，自律神経系の異常を基盤に，更年期の女性がいわゆる非特異的腰痛に属する腰痛（骨盤痛）を訴えて受診していることを示しているのであろう．

中高年期女性の腰痛（骨盤痛）の受療率が男性と比較して高く，この時期に質的，量的にも男性よりも質的，量的にも骨軟骨が変化し，加齢とともに男性より減少する事実は存在しない．

腰痛（骨盤痛）に対し骨盤臓器からの関連痛の影響は限定的と考えられるため，本来「腰痛症」に分類されるべき患者の多くが「脊椎障害」「椎間板障害」あるいは「骨粗鬆症」に入っていることを意味していると考える（図1 - 4，図1 - 8 b）[註1]．

註1） いわゆる保険病名など医療保険制度上の影響が大きいと考えられる．

更年期障害において高率に訴える腰痛（骨盤痛），すなわち非特異的腰痛の女性が受診し，X線上の退行性変化に応じて骨棘の形成を認める症例は変形性脊椎症として「脊椎障害」へ，椎間板の狭小化を示す症例は「椎間板障害」へ，あるいは骨密度の減少があれば「骨粗鬆症」に分類されていると考える．

とくに変形性脊椎症の影響は大きく，多くの腰痛（骨盤痛），非特異的腰痛が「脊椎障害」に分類されている可能性は高いと考える．

加齢とともに退行性変化とくに「脊椎障害」の受療率が増大するのに比べて，非特異的腰痛を示す「腰痛症」の受療率に加齢による影響が少ないことがこのことを証明している（図1-4）．

退行性変化を腰痛（骨盤痛）の原因とすることは，患者に対して積極的な闘病姿勢を失わせることになるため細心の注意が必要である．

機能的な異常を原因とするためには，実践的には不可逆的な退行性変化が原因でないことを治療により証明することが必要であろう（第7章）．

5.2.4 下肢症状と腰痛（骨盤痛）

現在の国際疾病分類（ICD10）では上記のように「腰痛症及び坐骨神経痛」となっているため，国際疾病分類（ICD 9）による患者調査（1993）により検討した．同分類によれば「坐骨神経痛」は椎間板ヘルニアなどの坐骨神経痛の原因が明示された障害は除外される．「坐骨神経痛」の受療率は更年期45～64歳の中高年女性に同年齢の男性と比較して高率に認められる（図1-12）．下肢の症状についての諸家の疫学調査では若年女性，男性と比較して閉経期後の女性に下肢症状の出現率が高いことを認めている[6)29)]．

しかも下肢症状に性差があり，男性では著明な疼痛が多いのに対して，女性では脱力感，疲労感が多いとされる[6)]．これらの報告は中高年女性では男性よりも下肢症状を訴える比率が高いことを示すとともに，質的な差異をもつことを示唆していることに注目したい．

また下肢症状は男性よりも中高年期に高く，「坐骨神経痛」および「腰痛症および坐骨神経痛」の受療率に現れており．独自の追求が必要であることを教えている．

筆者の経験では腰痛（骨盤痛）や下肢症状を訴える老年期女性は中高年期の女性と同じような自覚症状，身体的所見を呈する例は多い．このような事実は腰痛（骨盤痛）の比率の高い更年期障害の影響が老年期にいたるまで脊椎変形，筋力低下などで修飾されて残存していることを推定せしめる．

しかしながら骨盤底筋のリラクセーションにより改善する率は高く，症状が可逆的であることから，退行性変化の影響により自律神経系の影響が大きいと考えている．

同時にこのような可逆的な変化は，非可逆的な骨軟骨の退行性変化の影響が少ないことをも推定せしめる．腰痛（骨盤痛）の症状（X線写真における退行性変化）を固定的にとらえ，「年のせい」「骨のせい」にして医師にとって最も大切な患者の闘病意欲を失わせてはならない．

重要な事実であるため自覚症状・身体的所見の章で詳述したい．

まとめ

1．プライマリ・ケアにおいては腰痛（骨盤痛）を訴える患者のほとんどは非特異的腰痛である．

2．全世代にわたって女性の腰痛（骨盤痛）の有病率は男性と比較して高い．
画像上に現れる退行性変化は男性と比較して女性のほうが頻度，程度が低い事実と矛盾し，この解明が不十分である．
3．中高年期の女性の受療率の高さはこの時期における内分泌，自律神経系の異常を反映し老年期にいたるまで影響していると考える．
4．「脊椎障害」（「椎間板障害」）の受療率の高さと非特異的腰痛と思われる「腰痛症及び坐骨神経痛」の受療率の低さは画像上の退行性変化により診断された可能性が高い．
5．画像上の退行性変化を重視する従来の診断法について早急に改善する必要がある．
6．近年，慢性の腰痛（骨盤痛）について骨盤底筋を中心に筋骨格系からの調査，研究が多くなされているが，わが国でのとりくみの報告は少ない，
7．慢性骨盤痛については未だ定義が確定していない現況にあり，集学的なとりくみを必要としている．

文献

1）Ahangari A: Prevalence of chronic pelvic pain among women: An updated review. Pain Physician 17: E141-147, 2014
2）Ayorinde AA, Macfarlane GJ, Saraswat L, Bhattacharya S: Chronic pelvic pain in women: an epidemiological perspective. Women's Health 11: 851-864, 2015
3）Apte G, Nelson P, Brisme'e JM et al: Chronic female pelvic pain part 1: clinical pathoanatomy and examination of the pelvic region. Pain Practice 12: 88-110, 2012
4）Baker PK: Musculoskeletal origins of chronic pelvic pain .Diagnosis and treatment. Obstet Gynecol Clin North Am 20: 719-742, 1993
5）Biering-Sorensen F：Low back trouble in a general population of 30-, 40-, 50-, and 60-year-old men and women; Study design, representativeness and basic results. Dan Med Bull 29:9-299, 1982
6）Biering-Sorensen, F：A prospective study of low back pain in a general population：1. Occurrence, recurrence andaetiology.Scand J Rehabil Med 15：71-79, 1983a
7）Biering-Sorensen,F：A prospective study of low back pain in a general population：2. Location, character, aggravating, and relieving factors. Scand J Rehabil Med 15：81-88, 1983b
8）Chaitow L: Chronic pelvic pain : pelvic floor problems, sacroilia dysfunction and the trigger point connection. J Bodywork & Movement Therapies 11:327-339, 2007
9）Coelho LSC, Brito LMO, Chein MBC et al:Prevalence and conditions associated with chronic pelvic pain in women from Sa^o Luis, Brazil. Braz J Med Biol Res 47:818-825, 2014
10）Gunter J : Chronic pelvic pain : The myofascial component. The Female Patient 29: 9-16, 2004
11）池田俊之，野澤志朗：本邦中高年女性における不定愁訴の実態についての検討．慶応医学　83:p. T33-43, 2006
12）菊地臣一編著：腰痛（第2版）．医学書院，東京，2014
13）小玉美智子，木村　正：慢性骨盤痛．臨婦産 73: 136-143, 2019
14）厚生労働省大臣官房統計情報部：平成5年，平成29年 患者調査．東京，1995, 2019
15）厚生労働省大臣官房統計情報部：平成28年 国民生活基礎調査．東京，2018

16）骨粗鬆症の予防と治療のガイドライン作成委員会編：骨粗鬆症の予防と治療のガイドライン（2015年版）
17）久具宏司：慢性骨盤痛症候群（解説）. 産婦人科学レビュー 2011: 138-142, 2011
18） Lamvu GL, Carrillo J, Witzeman K :Musculoskeletal considerations in female patients with chronic pelvic pain. Semin Reprod Med 56: 107-115, 2018
19）Lawrence JS：Disc degeneration its frequency and relationship to symptoms. Ann rheum Dis 28：121-138，1969
20）Latthe P, Latthe M, Say L et al: WHO systematic review of prevalence of chronic pelvic pain : a neglected reproductive health morbidity. BMC Public Health. 6: 177-190, 2006
21）Loving S, Thomsen T, Jaszczak P et al : Female chronic pelvic pain is highly prevalent in Denmark. A cross sectional population-based study with randomly selectected participants. Scand J Pain 5: 93-101, 2014
22）「慢性の痛み診療・教育の基盤となるシステム構築に関する研究」研究班監修・慢性疼痛ガイドライン作成ワーキンググループ編集：慢性疼痛ガイドライン. 真興交易（株）医書出版部，東京，2018
23）Mieritz RM, Thorhauge K, Forman A et al: Musculoskeletal dysfunctions in patients with chronic pelvic pain: a preliminary descriptive survey. J Manip Physiol Ther 39: 616-622, 2016
24）Miller JAA,Schmatz C,Schultz AB: Lumbar disc degeneration：Correlation with age, sex, and spine level in 600 autopsy specimens. Spine 13: 173-178, 1988
25）Montenegro M et al: Physical therapy in the management of women with chronic pellvic pain. Int J Clin Pract 62:263-269, 2008
26） Montenegro M, Mateus-Vasconcelos E, Rosa e Silva J et al: Postural changes in women with chronic pelvic pain: a case control study. BMC Musculoskelet Disord. 10, 82, doi: 10.1186/1471-2474-2410-82, 2009
27）森 一郎：更年期障害. 産婦人科シリ-ズ 37 中高年婦人の産婦人科 . 森 一郎編，南江堂，東京，pp.45-68，1984
28） 森村美奈，今中基晴，廣橋一裕：女性の慢性骨盤痛 Chronic Pelvic Pain －非器質性疾患 を中心 にー. 女性心身医学 18: 398-404, 2014
29）長総義弘，菊池臣一，紺野慎一：腰痛・下肢痛・膝痛に関する疫学的検討. 整・災外 37：59-67, 1994
30）Nathan H：Osteophytes of the vertebral column. J Bone Joint Surg. 44-A：243-268，1962
31）Neville CE et al: A preliminary report of musculoskeletal dysfunction in female chronic pelvic pain: a blinded study of examination findings. Bodywork et Movement Therapies 16: 50-56, 2012
32）日本整形外科学会・日本腰痛学会監修，日本整形外科学会診療ガイドライン委員会，腰痛診療ガイドライン策定委員会編：腰痛診療ガイドライン. 南江堂，東京，2012. 改訂版 2019
33）太田博明：更年期の腰痛－更年期障害との関連を中心としてー. 治療 74: 1260-1267, 1992
34）太田博明：女性と腰痛. 不定愁訴によるものを含めて 産婦人科治療 , 87: 280-288, 2003
35）Pastore EA, Katzman WB : Recognizing myofascial pelvic pain in the female patient with chronic pelvic pain. J Obstet Gynecol Neonatal Nurs 41: 680-691, 2012
36）Sanses TVD, Chelimsky G, McCabe NP et al: The pelvis beyond: musculoskeletal tender points in women with chronic pelvic pain. Clin J Pain 32: 659-665, 2016
37）Sarton J: Physical therapy for pelvic pain: understanding the musculoskeletal connection. The Female Patient 12: 50-56, 2007

38) 齋藤さやか，村上　節：原因不明の慢性骨盤痛にどう対応する？　産婦人科の世界 57：361-369, 2005
39) Schneider S, Randoll D, Buchner M: Why do women have back pain more than men ? A representative prevalene study in the Federal Republic of Germany. Pain 22:738-747, 2006
40) Sedighimehr N, Manshadi FD, Shokouhi N et al: Pelvic musculoskeletal dysfunction in women with and without chronic pelvic pain. J Bodywork and Movement Therappies 22: 92-98, 2018
41) 玉田太郎：女性心身医学　国際的な動向とわが国の課題．ストレスと臨床 16: 50-51, 2003
42) 富田満夫：中高年女性の腰痛．創風社，東京，1999
43) 富田満夫：経筋療法，創風社，東京，2003
44) Travell JG, Simons DC: Myofascial Pain and Dysfunction The Trigger Poimt Manual. 2nd ed, Lippincott Wiliams & Wilkins, 1999
45) Tsujimoto R, Abe Y, Arima K et al: Prevalence of lumbar spondylosis and its association with low back pain among community-dwelling Japanese women. BMC Musculoskelet Disord 17: 493, 2016
46) Tu FF, As-Sanie S, Steege JF:Prevalence of pelvic musculoskeletal disorders in a female chronic pelvic pain. J Reprod Med 51: 185-189, 2006
47) Wang YXJ, Wang JQ, Kaplar Z: Increased low back pain prevalence in females than in males after menopause age : evidence based on synthetic literature review. Quant Imaging Med Surg 6: 199-206, 2016
48) Weiss JM: Chronic pelvic pain and myofascial trigger points. The Pain Clinic 2; 13-18, 2000
49) Wijnhoven HA, de vet HC, Picavet HS: Explaining sex differences in chronic musculoskeletal pain in a general population. Pain 124: 158-166, 2006
50) 吉村典子，村木重之，岡 敬之ほか：腰痛の疫学－大規模疫学調査 ROAD から－日整会誌 84: 437-439, 2010
51) Zondervan KT, Yudkin PL, Vessey MP et al: Prevalence and incidence in primary care of chronic pelvic pain in women: evidence from a national general practice database. Br J Obstet Gynecol 106: 1149-1155, 1999
52) Zondervan KT, Yudkin PL,VesseyP et al: The community prevalence of chronic pelvic pain in women and associated illness behavior. British Journal of General Practice 51: 541-547, 2001

を過敏にした結果，当該筋の圧痛をもたらすとした．自律神経症状として発汗異常，血管拡張，立毛筋活動などをあげている[3) 11)]．

太田も更年期障害における腰痛の原因としてKupperman指数などから自律神経失調症にもとづいて，不定愁訴に関係した腰痛があったとしても何ら矛盾はないとしている[9)]．

エストロゲン，プロゲステロン，レラキシンなどの内分泌ホルモンが筋繊維，侵害受容器，神経炎症，その他の作用機序にはたらくとされている[3)]．

このような事実も自律神経と関連性が高い内分泌ホルモンにより，女性に慢性骨盤痛が高率に発症する原因の一つであろう．

1.7 精神神経症状

ストレスとの関係は精神的な緊張時の頻尿や旅行における便秘など身近に経験するところである．

ストレスの影響は犬が嬉しい時に弛緩した尻尾を振り，ストレスで緊張すると下肢の間に尻尾を緊張させるのを見るとわかる[16)]．

進化の過程で二足歩行を行うことが骨盤底筋を支持組織に変化せしめ，骨盤底筋は遺残組織である尾骨に付着し，収縮により前方に移動し臓器を圧迫する．

ヒトも犬が究極の身体・心の表現を尾で行うように，常に感情の波に反応しており，結果として荷重負荷となり，自己を支える機能が傷害されるとされる[16)]．

慢性骨盤痛の61%が原因不明であり，身体的な原因は多岐にわたり，社会的環境との相互関係はより病状を複雑にしている[7) 15)]．次項で述べるトリガーポイントの形成や持続する因子にストレスや姿勢異常が大きく関与するとされる[8)]．

2. トリガーポイントの形成

2.1 トリガーポイントの成因

トリガーポイントについては近年慢性骨盤痛の治療の手段として主として局麻剤によるブロックやマッサージが注目を浴びている．しかしながら，その成因について確定的な結論はまだなされていないという．

伊藤は微小外傷の反復や直接の外力による筋損傷により生じたプロスタグランディンなどの炎症性物質が侵害受容器であるポリモダール受容器を感作（感受性の亢進），トリガーポイント様の部位を形成したと主張している[8)]．

外傷，炎症，骨盤内臓器の病変が骨盤底筋を刺激し，過重負担と過緊張状態にし，誘発点を形成する．

圧痛と緊張の増加は関連する領域の腰部，腹部，会陰部の関連痛をおこし，泌尿生殖器や下部消化管を圧迫する．侵害性刺激は自己持続的な過程から中枢神経系に作用して拡散，強化されるという[16)]．

2.2 筋痛の慢性化

筋痛の慢性化は上記の筋の損傷が起こると損傷部位から血管拡張物質が放出，浮腫を生じる．

浮腫により静脈が圧迫され，局所的な虚血を生じ，ATPを消耗してカルシウムポンプを不能にして拘縮を形成することで虚血を増強する痛みの悪循環を形成する．

痛覚閾値を低下せしめるトリガーポイントと慢性筋痛は密接な関係があるという.

同時にトリガーポイントは姿勢筋に多くみられ，骨盤底筋と関係が深い腹斜筋，腰方形筋，梨状筋，などがあるとしている[8].

2.3 トリガーポイントの特徴

Travell, Simons によると

1）圧痛をともなう索状硬結

2）刺激による症状の再現と関連痛の発現

3）自律神経反応（立毛，発汗）の出現

4）局所単収縮反応（local twitch responce）および逃避反応（jump sign）

とされ，単なる圧痛点とは異なるとされる[14].

2.4 トリガーポイントの臨床的影響

骨盤腔内のトリガーポイントは前庭，膣，会陰部，直腸，膀胱さらには大腿，臀部，下腹部に関連している.

遠隔部位では疼痛よりも刺激症状が特徴的で切迫排尿，頻尿，陰部灼熱感，掻痒感，排尿困難などが単独または結合して出現するとされる[16].

このように慢性骨盤痛においてもトリガーポイントを有する骨盤底筋をはじめ周辺の筋の過緊張が生殖器系，泌尿器系，消化器系へ影響を与えている[3].

文献

1）Ayorinde AA et al: Chronic pelvic pain in women: an epidemiological perspective. Womens Health 11: 851-864, 2015

2）FitzGerald MP, Kotarinos R: Rehabilitation of the short pelvic floor. Ⅰ:Background and patient evaluation . Int Urogynecol J Pelvic Floor Dysfunct. 14: 261-8, 2003

3）Gunter J : Chronic pelvic pain : The myofascial component. The Female Patient 29: 9-16, 2004

4）Henderson L: Diagnosis, treatment, and lifestyle changes of interstitial cystitis. AORN 71: 525-538, 2000

5）Hodges PW, Sapsford R, Pengel LHM: Postural and respiratory functions of the pelvic floor muscles. Neurolog Urodyn 26: 362-371, 2007

6）Lamvu GL, Carrillo J, Witzeman K : Musculoskeletal considerations in female patients with chronic pelvic pain. Semin Reprod Med 56: 107-115, 2018

7）Mieritz RM, Thorhauge K, Forman A et al: Musculoskeletal dysfunctions in patients with chronic pelvic pain: a preliminary descriptive survey. J Manipulat Psycholog Therap 39: 616-622, 2016

8）森本昌弘編著：トリガーポイントーその基礎と臨床応用ー 真興交易，東京，2006

9）太田博明：女性と腰痛．不定愁訴によるものを含めて　産婦人科治療 87: 286-292, 2003

10）Pastore EA, Comt MA, Kazman WB : Recognizing myofascial pelvic pain in the female patient with chronic pelvic pain. J Obstet Gynecol Neonatal Nurs 41: 680-691, 2012

11）Prendergast SA, Weiss JM: Screening for musculoskeletal causes of pelvic pain. Clin Obstet Gynecol 46: 773-782, 2003

12）Sedighimehr N, Manshadi FD, Shokouhi N et al: Pelvic musculoskeletal dysfunction in women with and without chronic pelvic pain. J Bodywork and Movement Therappies 22: 92-98, 2018

13）富田満夫：中高年女性の腰痛．創風社，東京，1999
14）Travell JG, Simons DC: Myofascial Pain and Dysfunction The Trigger Poimt Manual. vol 2 Baltimore, Lippincott Wiliams & Wilkins, 1999
15）Wang YXJ, Wang JQ, Kaplar Z: Increased low back pain prevalence in females than in males after menopause age : evidence based on synthetic literature review. Quant Imaging Med Surg 6: 199-206, 2016
16) Weiss JM: Chronic pelvic pain and myofascial trigger points. The Pain Clinic 2; 13-18, 2000

第3章　自覚症状

腰痛の診断は問診がすべてであって，理学的所見や画像所見は想定した疾患の確認手段であるということを認識しておく必要がある．決してこの逆ではない． ─ 菊地臣一「腰痛」 ─

プライマリ・ケアにおいては日常診療上は80～90%を非特異的腰痛が占めている（非特異的腰痛が90～95%を占めるとする欧米の腰痛ガイドラインもある）[15]．

自覚症状の聴取も共感をもって多彩な訴えを受容し，患者を支持して信頼関係を築くことが不可欠である．患者との信頼関係にもとづく対話を通じて意見交換，指導し，患者の心理的，社会的背景の把握とEBMを参考にした個別の対応となろう．

いわばEBMを考慮したNBM（narrative based medicine）である[15) 39]．

高齢者に多い脊椎変形や筋力低下の影響もあると思われるが，日常診療上は中高年期女性と同じような自覚症状や身体的所見を呈している例がほとんどである[53]．

したがって，画像上の退行性変化を固定的に捉えて「年のせい」「骨のせい」として諦めを強制してはならない．「変形性脊椎症」「椎間板障害」「骨粗鬆症」などの罪名で患者に終身刑を科すことは厳重に避けるべきである．前著では老年期まで含めると個人差が大きく，整形外科的な脊椎変形，活動性の低下からくる症状も入ってくるため，中高年期を主な調査の対象とした[53]．

しかしながら疫学的には先述のように65歳以上の老年期[註1)]の女性に高率に腰痛（骨盤痛）を認めている（図1 - 1,図1 - 2）．したがって本書では老年期女性も含めて腰痛（骨盤痛）について検討を加える．

筆者は第1章で述べたように，とくに退行期の女性の腰痛（骨盤痛），非特異的腰痛は更年期障害をはじめ内分泌系，自律神経系の障害を基盤に，加齢による変化が症状を増幅，修飾し，あるいは固定化していると考えている．慢性骨盤痛の中で相当の比率を占めると予想される筋骨格性の慢性腰痛（骨盤痛）を中心に述べ，下腹部～会陰部にかけての疼痛は他科にかかわる領域として筆者の能力を超えるため最小限にとどめたい．

註1）　成熟年期20～34歳,中年期35～49歳,高年期50～64歳,老年期65～79歳(森1984),更年期　40～55歳(赤祖父1989）をとり，更年期女性83例，同年齢男性85例を比較対照した．

中年期女性　105例，高年期女性　131例，老年期女性63例の自覚症状，身体的症状と中高年女性労働者82例のアンケート調査を行った.個別のデータについては拙著「中高年女性の腰痛」（創風社1999）を参照されたい．

1. 既往歴

慢性骨盤痛の発生原因が多岐にわたるため多くの因子が挙げられている（表1 - 1）．

諸家の報告から慢性骨盤痛の発症と関係するとされる事項を列挙する．

1.1　反復する微小外傷

1.1.1　下肢

股・膝・足関節障害，仙腸関節障害，恥骨結合の異常，下肢長差などは日常的に反復する微小外傷として働く．

1.1.2　脊椎

脊椎側弯，脊椎前弯の増強，長時間の前屈位姿勢や坐位（趣味，職業，ドライブなど）．

1.1.3　排泄

慢性便秘，排尿異常（排尿躊躇，切迫排尿，頻尿）は持続的な刺激として作用している [2) 12) 33) 57)]．

肥満は骨盤底筋への荷重を増加せしめるだけでなく，腰椎前彎の増強，骨盤の前傾による骨盤底筋への刺激をもたらすとされる [12) 23) 33)]．

1.2　骨盤への外傷

1.2.1　直接外傷

幼児期の転落・虐待，スポーツ，ダンスなど一時的な急激な筋，靭帯への過重負担が原因となる [2) 34) 38) 40) 57)]．腰部打撲・捻挫，交通事故（追突事故では頸部や上肢の症状を中心に訴えるため腰部・骨盤部の症状が見逃されやすい．まず骨盤への衝撃に始まることに留意すべき）など外傷の既往について具体的に聴いておく必要がある．

外傷機会の多い男性が急性発症の比率が高いのに対して，女性では慢性発症が多いとされる [4)]．

しかしながら筆者の調査では外傷の機会が少ない女性が外傷を原因，誘因にあげた例が多かった [53)]．

骨盤部への外傷による影響は女性において持続しやすい事実と一致すると考える．

たとえば男性では少ない尾骨痛が，女性では軽微な外傷で発症し，慢性腰痛（骨盤痛）に移行することがあるので注意したい．尾骨以外にも骨盤への衝撃で月経痛，月経周期の異常，性器出血などの症状が発現することがあり，女性では骨盤外傷の影響が持続しやすい因子が存在するものと思われる．

診察時の泌尿器・婦人科の医療器具による刺激がきっかけとなる例もあるとされる [57)]．

1.2.2　出産

閉経後の女性でも労働に次いで妊娠・出産を原因とする例が多いことはきわめて長期にわたり苦痛が持続していることを示している [53)]．

妊娠と腰痛（骨盤痛）については多くの報告があるが，慢性骨盤痛は妊娠，月経については一般に対象とせず，中年期以後の女性を主として対象にしたため本書では割愛する．

広義の外傷とされる周産期の異常，とくに難産などの出産異常（鉗子分娩，遷延分娩など）には注意したい [12) 23) 57)]．Biering-Sorensen の調査では男性は重量物挙上（37%），腰部捻挫（18%），不良動作（17%）を，女性では重量物の挙上（24%）に次いで妊娠・出産（20%）を原因としてあげている [4)]．

筆者らの調査とほぼ同様な結果となっており，出産は女性の慢性腰痛（骨盤痛）の原因としてとくに重視すべきである [12)40)53)57)]．周産期とくに産後の労働「店が忙しくてお産の後すぐに働かなければならなかった」「お産の直前まで畑で仕事をしたし，あとも休むひまがなかった」などが訴えとして聴かれる．

1.2.3　手術

女性の腰痛（骨盤痛）は妊娠・出産に次いで脊椎，股関節，腹部手術が多い[40)53)].

難治性のため腹腔鏡による精査が行われているが，慢性骨盤痛の患者が25～40%を占めているとされる．

子宮内膜症が認められた症例の10～15%が手術を受けているが，治癒率は40%と低い[7)40)].

手術は偽薬効果が高いため，実際の治癒率はもっと低下するであろう．

子宮筋腫，帝王切開などの婦人科手術後の腰痛（骨盤痛）を訴える例は筆者の例でも多いので，既往歴を聴取する際には消化管，泌尿器の手術を含め必ず聴くようにしたい[2)12)23)57)]．すなわち骨盤内の広義の外傷を原因とする比率が高いことは注目する必要がある．Taylorは慢性骨盤痛の原因のひとつとされる「骨盤うっ血症候群」の半数以上に婦人科手術の既往があり，手術による自律神経系への影響を述べている[50)].

その他，主として腹部手術後の瘢痕に「下着があたっていたい」「バンドが締められない」などの疼痛を訴えることがある．医師は当然のことながら手術成績に関心をよせるが，有痛性肥厚性瘢痕（painful hypertrophic scar）に苦しむ患者の訴えを軽視する傾向があるのは残念である．

簡単なステロイド加局麻剤の注射により改善する例は多い．

前述のように，骨盤内の肥厚性瘢痕がトリガーポイントを形成していることがある[34)].

1.3　骨盤臓器の炎症性疾患・腫瘍

これらの疾患を現病歴として整形外科外来で訴えることはほとんどないが，既往歴としてチェックをする．筆者の例で腰痛（骨盤痛）の原因に婦人科疾患をあげた例はほとんどいない[53)].

他の報告では前立腺炎，間質性膀胱炎，子宮内膜症，子宮筋腫，卵巣嚢腫，骨盤内感染症，反復性膣炎，過敏性腸症候群などが挙げられている[2)7)57]．慢性骨盤痛について感染よりも妊娠，出産を原因とする例が多いという[36)]．婦人科疾患で腰痛（骨盤痛）を主訴としない女性は整形外科を受診していないためであろう．腹痛や婦人科疾患の加齢による減少とも関連して関連痛としての腰痛（骨盤痛）はあまり意識されていないようである．

婦人科的に慢性骨盤痛の原因としてもっとも多いとされる子宮内膜症であるが，疼痛との関係では必ずしも明確でない[35)]．久具は子宮内膜症の重症度と疼痛の強度との相関が見られないとしている[20)].

疫学的には若年層に多いため，中高年層に多い慢性骨盤痛に対する影響としては少ない（図1-9c）．

しかしながら稀には悪性腫瘍も存在することがあり，これらの疾患による関連痛としての腰痛（骨盤痛）も診療上は常に念頭に入れ，red flagを除外しなければならない（表3-1）．

筆者も慢性の腰痛（骨盤痛）の身体的症状を呈していた患者が保存的治療がほとんど効果を示さず，中断チェックが不十分であったため，数年後に卵巣癌で死亡を知らされた苦い経験がある．

1.4 生活習慣

飲酒については「腰痛ガイドライン」でも「腰痛との関連性が示されており，飲酒頻度を考慮する必要がある」としている．近年女性の飲酒傾向は高まっており注意したい．

喫煙は「喫煙者は非喫煙者に比べ腰痛の有病率が中等度の関連性を示し，その傾向は若年者に強いことが示されている」とされる[30)].

また体重について標準体重に比べ低体重群と腰痛の有病率に弱い関連を認め，同時に体重過多群と腰痛の有病率に弱い関連を認めている[30]．欧米では肥満が多いためか肥満による腰椎前弯の増強，骨盤の前傾を慢性骨盤痛の原因の一つにあげている[12)23)33]．

1.5 社会的環境

幼児期における外傷や身体的，性的虐待が心理的な外傷として慢性骨盤痛に影響するとされる[2)57]．

家庭，職場における精神的なストレスや身体的・性的虐待も慢性骨盤痛と大きく関係する[2)12)56]．

ときに睡眠障害を訴える症例もあり，筋骨格系の愁訴としては少ないが他科の症状では不安，抑うつ状態などもあるという[2)12)57)]．別項で述べるが非常勤労働者を含め，近年増加している女性労働者に対して人間関係を含む職場環境，労働条件，家事労働，育児などが重なり身体的・精神的なストレスの影響が大きい．経済的収入，学歴，就業状況などが関係しているという[2]．

2. 経過

一般に経過は長く筆者の調査例では中年期12.5年，高年期14.2年でほぼ同じである[53]．

症状は一定している例，変動する例などあるが，前述のように詳細に聴くと常にある程度の腰痛（骨盤痛）が存在しており，その軽快，増悪をくり返している．

高年・老年期女性では経過があまりに長いため記憶していないことが多い．

また慣れやあきらめの影響もあり，経過年数については正確には把握しがたい点がある．

いずれにしてもきわめて長く難治性であることを強調したい．

3. 現症

3.1 部位

主訴のみを記入する傾向があるので，自身の症状を客観的にみつめるためにも全身症状のチェックが必要である．とくに女性の腰痛（骨盤痛）は全身にわたる愁訴をともなうことが多い（body mapping）．

頸部，肩関節，下肢症状など記入してもらう．誘発点の位置確認に有効とされる（図3-1）[11)12)23]．

疼痛の性質（灼熱感，刺すような，掻痒感など色，文字で表す），程度（VAS，NRS，FPS）[註1)2)3]，できれば他覚的所見（萎縮，結合組織の可動制限，圧痛，瘢痕，誘発点など）を記入する．

註１）VAS（Visual Analogue Scale）：白紙に100mmの線を引き左端は痛みのない状態，右端はこれ以上ない強い痛みとして，患者が感じる痛みの程度を線上に記入してもらう方法．

註２）NRS（Numerical Rating Scale）：VASと同じように0～10までの11段階の数字で表す方法．

註３）FPS（Faces Pain Scale）：顔の表情で痛みの程度を表す方法。

主訴が片側性に疼痛を訴えていても，両側に非対称的に身体的症状が出現していることが多い．主訴の部位の治療により両側性に改善を認めるとされ，筆者も日常的に経験するところである（第7章）[34]．

a　body mapping

痛む，しびれる，こる，だるいなどの症状のある部位を塗りつぶして下さい

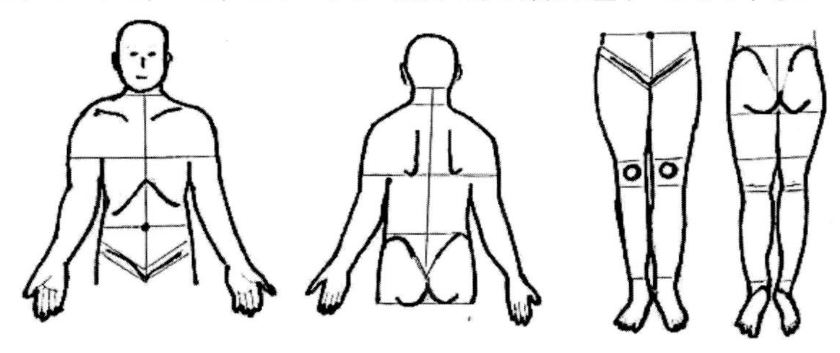

b　VAS（Visual Analgue Scale）

痛みの程度について例にあるように矢印をして下さい

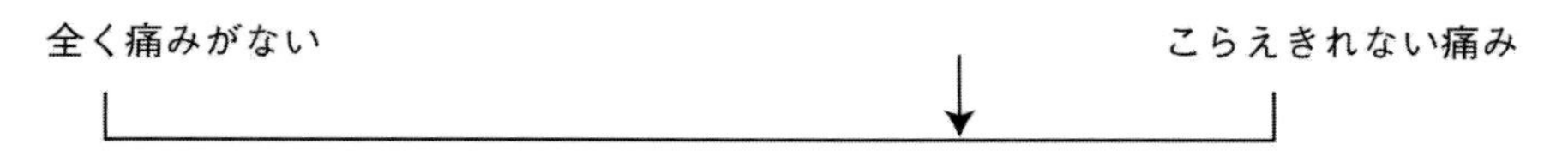

c　NRS（Numerical Rating Scale）

痛みの程度について番号に○印をして下さい

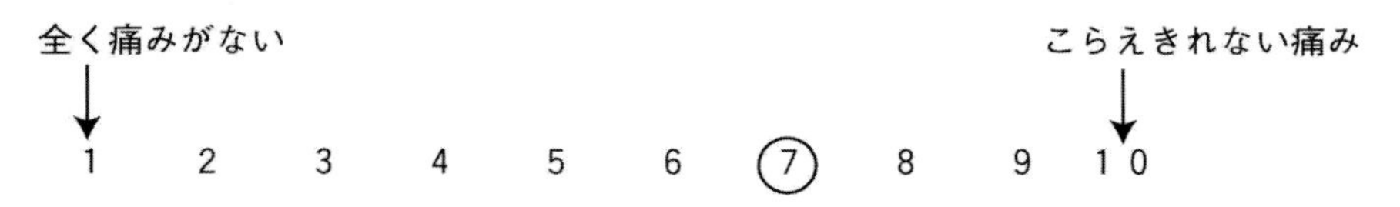

d　FPS（Faces Pain Scale）

痛みの程度について番号に○印をして下さい

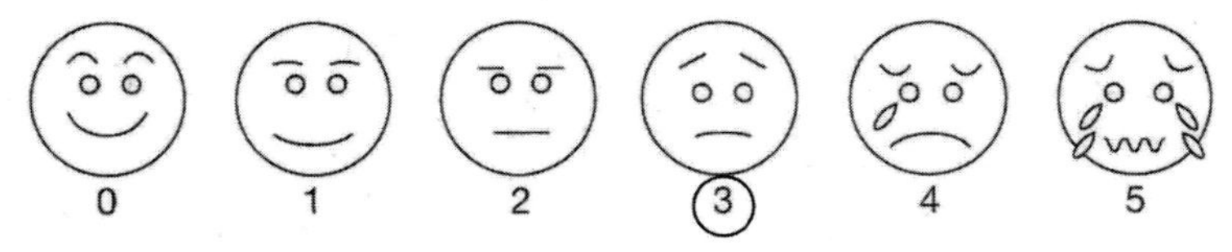

図3-1　痛みの部位と程度

3.1.1　頚肩・背部

筆者の経験では女性では頭痛や項部から背部のこりや疼痛を訴える例は比較的多い．

また著明な頚椎，肩関節の運動制限をともないながらも自覚的には症状を訴えない例もある．

そのような症例でも身体的所見の改善とともに軽快感を感じるようになるため必ずチェックしたい[53]．

Doggweiler，Gunter らは関連痛として背部，棘上筋，棘下筋をあげている[8)12)]．

Schneider は腰痛が単独で出現することはなく，他部位の疼痛をともなうとして，腰痛患者（括弧内対照）に頚部痛 56%（21%），肩痛 49%（16%）を認めている[41]．

不良姿勢の持続による頚椎前彎の増強や肩胛骨の左右差が認められるが（第4章），骨盤底筋の影響が上部脊椎，背部へ他覚的にも出現することを示唆しており[2)23)]，　これらの事実が自覚症状に反映されたものと考える．さらに Weiss らによると局所症状から全身症状・精神症状へと転移するようにみえるように症

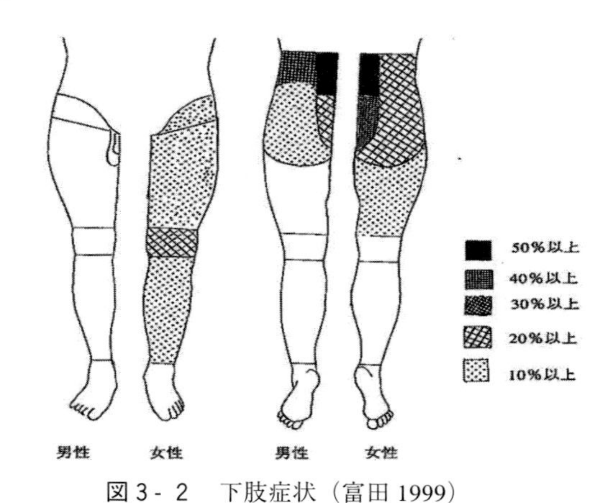

図 3 - 2　下肢症状（富田 1999）

表 3 - 1　重篤な脊椎疾患（腫瘍，炎症，骨折など）の合併を 疑うべき red flags（危険信号）「腰痛ガイドライン」（2012）

発症年齢（20 歳または）55 歳
時間や活動性に関係のない腰痛
胸部痛
癌，ステロイド治療，HIV 感染の既往
栄養不良
体重減少
広範囲に及ぶ神経症状
構築性脊椎変形
発熱

状が拡大するという．たとえば下腹部痛から頻尿，切迫尿意，便秘へ，さらに上背部痛，頸部痛，頭痛へと進み，不安，ストレス，疲労などに進行することも稀ではないとされる[57]．

3.1.2　腰部・骨盤部

女性では骨盤周辺部の疼痛が多い．疼痛部位は男性ではおおよそ腰部に限局しているのに対して，女性では仙骨部，殿部，下肢にわたって広範に訴えているのが大きな特徴である（図 3- 2）[53]．

Slocumb らも慢性骨盤痛において神経の二重支配 (S2 − S4) によりいずれも仙骨背側に関連痛を出現させるとしている[44]．

Biering-Sorensen の調査でも下部腰椎は男性が高いが，殿部・仙骨部は女性の方が高いとされている[5]．

泌尿・生殖器の症状を主訴として婦人科医を受診した患者は，腰痛（骨盤痛）があっても関係があると思っていないため，腰痛（骨盤痛）を訴えていないとされる[2) 3]．このことは整形外科を受診した患者がくわしく問わないかぎり婦人科的，泌尿器科的な症状を訴えないのと同じであろう．

村上は仙腸関節障害において後上腸骨棘周辺の疼痛を訴える例が多いとして，患者に一本指さしテスト（one finger test）と称して，もっとも痛みの強い部位を一本指で示すように指示している[26]．

筆者も長年この方法を行っているが，意外な部位が関連痛領域であったりして，治療上思わぬ好成績をあげることがあるので推奨したい．Pastore による体幹筋・骨盤底筋の緊張亢進による多彩な関連痛，泌尿・生殖器，消化器症状を表示する（表 3 - 2）[33]．

3.1.3　下肢

筆者の調査例では大腿から下腿～足指にかけてしびれ，だるさ，冷え，下肢がつる，力が抜ける，つまずきやすい等さまざまな訴えが多くみられる．

各年代の差異は比較的少ないが，更年期女性では男性とは下肢症状において有意の差を示している[53]．

疫学的にも更年期女性に「腰痛および坐骨神経痛」の受療率が 30%近く男性よりも高率にみられることも関係しているのであろう（図 1 -12）．

Hirsch，長総らの調査では加齢により増加傾向が見られ[14) 27]，50 歳代の女性に男性と比較して有意の差を認めるとする筆者の更年期女性の調査と類似した報告もある[5]．

表3-2　骨格筋の関連痛（Pastore 2012）

a 骨盤底筋

筋	関連痛	患者の愁訴
挙肛筋（前部）	恥骨上部，尿道，膀胱，会陰部の疼痛・症状	切迫排尿，頻尿，性交痛，排尿痛
挙肛筋（後部）	仙尾部，膣深部，直腸，会陰，肛門痛	排便前後の疼痛，性交痛
尾骨筋	仙尾部，殿部痛	坐位，排便時の疼痛，腸の膨満，肛門の疼痛，圧迫感
内閉鎖筋	肛門，尾骨，尿道，前庭，膣部，大腿後側部痛	骨盤全体の疼痛（しばしば灼熱感，うずく疼痛）
梨状筋	仙腸部，同側殿部，同側股関節後部，大腿後側（2/3 近位部）	殿部，坐骨神経の障害あれば下腿まで

b 体幹筋及び大腿筋

筋	関連痛	患者の愁訴
腹直筋	腰部（上－下）膨満感，悪心嘔吐	排尿切迫，頻尿，膀胱痛，会陰部痛，殿部痛，仙腸骨部痛，背部痛
外腹斜筋	胸やけ，鼠径部，外陰部	腹痛
内腹斜筋	鼠径部，外陰部，下腹部	骨盤痛
腹横筋	鼠径部，外陰部，下腹部	腹痛，骨盤痛
錘状筋	膀胱，尿道，恥骨，仙腸関節，殿部，股関節	仙腸関節，殿部，坐位・立位時の股関節痛
腸腰筋	胸椎 → 仙腸関節，鼠径部／股関節部	鼠径部痛
腰方形筋	仙腸関節，殿部下部，下腹部，大転子部	腹痛，背痛，殿部痛
大殿筋	殿部に限局，仙骨上部，同側大腿上部	坐骨痛，会陰部痛，仙腸部痛
中殿筋	同側の後上腸骨，仙骨，大腿上部	歩行時，背臥位，同側側臥位，仙腸関節／背部痛
小殿筋	下外側殿部，大腿外側，膝・足関節部	坐位 → 立位痛
内転筋	骨盤深部，鼠径部，大腿内側，膝下腿	骨盤痛，関連痛部位痛
ハムストリング	殿部下部，坐骨結節部	長時間坐位・歩行後痛，睡眠障害の可能性

Ayorinde，Slocumb らも慢性骨盤痛が長期化すると関連痛の頻度が高くなり，腰部から下腿への放散痛が見られるとしている[2) 43)]．

Torstensson も少数例ではあるが骨盤内の刺激で足部まで関連痛を認めている．S_1 ～ S_2 までは下肢の皮膚分節（dermatome），筋分節（myotome），骨分節（sclerotome）はいずれも影響を受けるという[54)]．

第1章（疫学）で述べたように，本邦でも更年期女性は男性よりも下肢症状の出現率が高いことと一致していることに注目したい．具体的には「下肢の痙攣」「つまずく」などの症状と関連性が高い．

「下肢がつる」との訴えは多く（主として腓腹筋），このため睡眠が障害される例もみられる．

転倒，骨折・捻挫の既往をもつ症例が比較的多く，中には頻回の足関節捻挫を主訴として受診した例もある．身体的症状の次章で詳述するが，長母指伸筋の筋力の低下が見られる例がきわめて多いため重視すべき症状と考える．

「ひきつって痛い」「だるくて切り捨てたい」「じんじんしびれる」「片方の足が冷える，はれる」「片方の足がひきつって，短くなったみたい」「足がこわばって前にでにくい」「片方の足がからんで歩きにくい」「足の位置が定まらない」「腰が痛いときに足が腫れる，静脈が浮き出る」「足の爪の色が変わってきた」「爪が変形してきた」「しもやけができやすい」「うおのめができる」など疼痛，知覚異常，冷感，運動障害に関する訴えのほか，理解に苦しむような訴えもある．

Pastore は表 3 - 2 に示すように梨状筋が慢性骨盤痛の原因となるときは，下肢への関連痛がおこることを述べている [33]．その他慢性骨盤痛の患者に後脛骨神経の障害で足指症状が発現するとの報告もある [58]．

このように下肢全体として症状は多彩であり，所見に乏しいため見逃されがちである．

「不定愁訴」として聞き流すことのないようにしたい [53]．

訴えを十分聴いて，あとで述べる臨床所見を精査する必要があると考える．

前著で述べたように，これまで慢性骨盤痛の下肢症状については大腿部までの報告がほとんどである．

筆者は下腿から足指にいたる自覚症状が他覚的所見をともなっている事実について重要な所見と考えて報告した．筆者が報告した慢性腰痛（骨盤痛）における足指症状については，その後欧米でも報告がなされているが次章で詳述したい [53]．

女性の足指（とくに母指）症状については「つまずきやすい」「捻挫・骨折をしたことがある」などの症状と関連し，症状の軽快とともにこれらの症状も減退することを経験している（男性でも少数例であるが認められる）．したがって筆者は女性に多い転倒の原因の一つと推定している．

漢方の代表的古典である『金匱要略』(婦人雑病篇) には「脈数なるも創なし，肌魚鱗のごとく，小腹悪寒し，あるいは腰脊にひき，下気街に根ざし，気衝急痛，膝脛疼煩し……」（小腹：下腹部，気街・気衝：鼡徑部の経穴）とある [29]．女性の腰痛（骨盤痛）に関する記載と考えるが症状が背腰部から鼠径部より下腿にまで及んでいることを示している．

また同じ古典とされる「霊枢（経筋篇）」には太陰経筋について「その病は，足の大指支し，内踝痛み，転筋して痛む．膝の内輔骨痛み，陰股皮髀に引きて痛み，陰器紐痛し････」と記述されている．

「霊枢（経筋篇）」にある症状も女性の腰痛（骨盤痛）との関係と思われ，症状が股関節から膝関節，下腿から足指（母指）にいたることを示している [28]．

これらの記述はいずれも骨盤の病変と躯幹，四肢との関係を示したものと思われるが，先人のすぐれた観察力を示す一例であろう．

3.1.4 関節

1) 仙腸関節

村上は仙腸関節障害による腰痛（骨盤痛）について男性に多く，年齢的に若年者から高齢者まで広く分布しているとしている [25]．

女性に多い慢性骨盤痛とは異なる印象を持っていたが．その後発刊された彼の著書によると，腰痛患者の約 10.7%を占め，女性に多い．30 代と 70 代にピークを示しており，受療患者であるためか，加齢とともに増加する傾向は明らかではない [26]．また中高年期に増加する傾向は見られない．

仙腸関節障害は疼痛，排泄機能障害，骨盤底筋の緊張亢進などの症状を特徴とするとされるが，排泄機能の障害や骨盤底筋の緊張については触れられていない．

異なる病像と思われるが，身体的所見（圧痛部位，Faber テスト，髄節に一致しない知覚障害など）は類似しており，鑑別診断については身体的症状を含めて考えたい（第 4 章）．

2) 股関節

筆者の症例でも殿部痛は比較的高率に認められ，鼠径部の疼痛は中年期，老年期女性では 10%以上を占めている[53]．最近では groin pain syndrome として注目を浴びており，仙腸関節障害，慢性骨盤痛や婦人科疾患，男性では前立腺炎による関連痛で鼠径部痛，股関節痛をきたすことが報告されている[22) 55]．

Symmons らは中高年女性（45－64 歳）の腰痛患者を経年的に調査して椎間板の変性や骨粗鬆症と腰痛の持続とは関係なく，股，膝関節の疼痛，腫脹と有意の相関を有することを述べている[46]．

3)　膝関節

膝関節痛は中高年女性の慢性骨盤痛において下肢の関節痛の中でももっとも出現頻度が高く，腰痛（骨盤痛）との関連性が大きいと考えられる訴えである．

筆者の症例でも膝関節痛は 30%以上を占め，老年期には 50%近くになっている（図 3 - 3）[53]．

膝関節痛は主として内側に訴え，炎症症状，背臥位の診察では可動域の制限もないことが多い．

このため所見に乏しいことから，医師から訴えを無視されたとの不満を聴くことがあり注意したい．

また女性では膝関節の変形性関節症を合併している例は多い．

さらに膝関節痛は訴えずに屈曲制限（腹臥位）などの身体的所見をともなって出現することは多い．

中高年女性の腰痛（骨盤痛）患者の股関節，膝関節は Symmons が指摘するように必ずチェックすべき重要な部位である[46]．Takahasi は疫学的調査から腰痛は膝関節の疼痛の強度と相互作用があると述べ，同時に治療の対象とすることを可能にしていると述べている（第 7 章）[47]．

4)　足関節ほか

足関節，足部の疼痛を直接訴える例は頻度としては少ない．

足関節の疼痛を訴えなくても，後述のように内反（外反）制限を示す例は多い（第 4 章）．

その他第 1 中足指節関節内側やその他の MP 関節の足底側の疼痛が多い．頑固な踵部の疼痛を訴えることもあるので注意したい．

Young によれば子宮頸部の慢性炎症「子宮頸部症候群」（cervical syndrome）で腰痛とともに関節痛をともなうことがあるとされている[60) 61]．Young のいう「子宮頸部症候群」は子宮頸部の慢性炎症症状が帯下とともに下腹部痛，仙骨部痛，股関節痛，大腿部痛などの疼痛や疲労感，頭痛，関節症状，循環器症状などの自律神経症状をともなうものである[60) 61]．

これらの症状は現在「反応性関節炎（ライター症候群）」とされている症状に相当するものと思われる．

これらの事実は下肢痛および下肢の関節痛が婦人科領域の疾患と関連して，自律神経症状をともなって起こりうることを示している．

以上関節症状について述べたが，下肢症状については骨盤内臓器の影響を受け，整形外科，血管外科，神経内科領域のみならず，泌尿器・婦人科領域からも，付随する自律神経症状とも関連しておこる可能性が高いことを強調したい．

3.2　増悪因子

作業態様（姿勢，重量物運搬など）により業務遂行中の発症が直接の原因とみなされるのは当然であるが，詳しく聴くとすでに存在していた慢性腰痛（骨盤痛）が労働を誘因として症状を増悪させていることも含まれている．女性の労働は立位，前屈位（中腰），坐位などを持続する静的動作が多く，後で述べるように原因と同時に増悪因子として働いていることも考えられる（図3 - 3）[53]．

慢性骨盤痛の特徴として一般的な動作やある特定の動作で増悪し，短い休息で改善することが多いとされる[12]．太田はこのような下肢症状と関節痛は瘀血[註1)]による症候群として，水の変調が加わったり「気」の上衝によるのぼせ，頭痛などが加わるとしている[31]．

註1） 瘀血：血液のうつ帯を指す．症状としては眼の縁のくま，皮膚粘膜の紫斑，口唇・口腔，外陰部粘膜の暗紫色化，口乾，腹部膨満感，手足の冷え・しびれ，静脈瘤（怒張），肩・背部のこりなど．

また急性増悪をくり返す例もあり，くわしく聴くと上記のように既に慢性の腰痛（骨盤痛）が存在している例が多い．腰部，骨盤部の持続するスパスム，拘縮，筋力低下などを基盤として，該部に労働によるストレス，疲労，寒冷が誘因となって急性腰痛（骨盤痛）発作を繰り返しているものと考える[53]．

3.2.1 静的姿勢

男性に比べて女性は静的動作で増悪する傾向が強いのが特徴である．

具体的に最も多い訴えは中腰・しゃがみ姿勢による腰痛（骨盤痛）の増強である．

一般に中腰の姿勢は腰痛（骨盤痛）を増強せしめるが，女性では疼痛の程度が強く，日常生活動作に影響がある例も少なくないことに注意すべきである（図3 - 3）．

「顔や髪を洗う」「台所で前かがみで調理をする」「掃除機をかける」「草むしりをする」などの動作は多くは苦痛をともない，「膝をついて掃除機をかける」「台所に椅子を持ち込み休みながら調理する」「ときどき横になって休まないと家事ができない」など男性にはみられない強度の腰痛（骨盤痛）が続いている例が多い．これらの症状は慣れや疼痛を回避するために無意識のうちに工夫がなされているため，くわしく聴取しないと見逃されやすい．

また急性増悪例のように安静を強いられるほどでもないことも影響しているのであろう．「寝込むほど痛みはひどくなかったから」「自分がいないと家事がまわらないから」と我慢をしている女性は多い．

次に背臥位における疼痛の増加，すなわち「朝方に腰がいたくなる（寝腰）」「膝を伸ばして寝ると腰がいたい」，および「長く立っているといたい」「しゃがんで草とりをするといたい」などの中腰以外の静的姿勢による疼痛の増加がある．背臥位による疼痛の増強は，多く見られる腰椎伸展時痛の影響で，膝関節伸展位では腰椎は伸展位を強制されるためと思われる（高齢者に見られる股関節の屈曲拘縮により，腰椎伸展位が増強）．

Biering-Sorensen の調査でも坐位，立位，しゃがみ姿勢で腰痛の増悪を示す比率が男性と比較して高い[5]．

筆者の調査では疼痛のために夜間覚醒する比率は男性と比べて更年期女性に有意に高く，Biering-Sorensen も同様な報告をしている[4] [53]．

VAS 3.0 以上の調査例であるが，中高年女性の慢性腰痛患者の 2 割以上が夜間覚醒にいたる腰痛を訴えている事実は，彼女らの QOL にとってきわめて重要な問題である．

朝起床時が辛く，日中動いているうちに症状が軽快する例が多いが，夕方になると逆に増悪する例もある．

姿勢・体位による増悪，動きによる緩解は筋骨格系または瘀血を含む血管系への影響を示唆している．

3.2.2 動作

1） 腰椎伸展

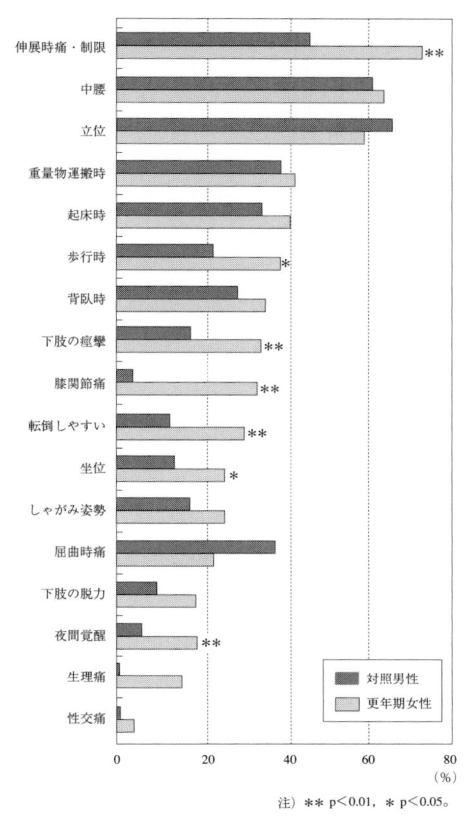

図3‐3　自覚症状と憎悪因子（富田 1999）

腰椎の運動性では屈曲は比較的保たれるが，退行性変化（腰椎前弯の減少，椎間板の狭小化，棘突起間の狭小化・関節形成など）のためか伸展時痛，伸展制限が著明な例は多い．

自覚症状では腰椎伸展時痛の頻度が高い（図3‐3）．

伸展位を持続する作業や日常生活動作が少ないため，詳しく聴くか，運動負荷で確認しないと日常的に自覚している例は意外と少ない．

2)　歩行

長時間の歩行による症状の増悪を訴える例は多い[33]．

筋力低下によるものか夕方になると増悪すると訴える．

後述のように腰椎伸展時痛が多いので，骨盤前傾を増強するハイヒールなどの履き物による影響も無視できない．

3)　その他

起床時の疼痛は男性よりも多い傾向にある．

仰臥位における骨盤前傾・腰椎伸展位の強制，早朝における気温の低下，睡眠時の筋活動低下による血流の停滞によるものと思われる．

3.2.3 精神的影響

疼痛一般に共通するが，睡眠障害，不安・ストレスにより腰痛（骨盤痛）が悪化するとされる報告は多い[12) 57)]．

3.3　性状

VASやNRSが痛みを量的に評価するのに対して，質的評価の一つとしてマギル疼痛質問票（McGill Pain Questionnaire）がある．日本人に適用するには表現上の困難があるため，いくつかの考案がなされている．「ずきずきする」「重苦しく感じる」「うずくような」「じーんとする」順に多く，男性とは有意の差を認めなかった．神経因性疼痛に見られる「灼けるような」疼痛はなかった[53]．

3.4　程度

疼痛の程度は前述の調査票にVASまたはNRSで記入してもらっている（図3‐1bc）．

NRSのほうが簡便で患者に理解されやすいようである．

これらの値が高い場合や訴えが強い例では強度の疼痛のため鎮痛剤，安定剤，睡眠剤などを慣用している例もありチェックする必要がある[53]．

とくに著明な肩こり，頭痛，不眠をともなっている例に多い．薬物やアルコールの依存症もみられるという[23]．一般に女性の方が10年以上にわたり慢性に経過していながら，日常生活動作における苦痛が著しい例が多い[56]．同時に長期にわたって経過しているため慣れや，疼痛を回避する動作が習慣化しており，自覚的に強く意識していない例もみられる．

3.5　泌尿器症状

排尿障害（失禁，切迫排尿，排尿躊躇，頻尿，残尿感，排尿痛，夜間排尿など）や膀胱充満時痛などをチェックする．切迫尿意や頻尿などの症状が閉鎖筋や腹直筋などの影響により出現するとされる（表3 - 1）[33]．慢性骨盤痛の38%～80%は有痛性膀胱／間質性膀胱炎を疑わせる症状をもっているとする報告もあるが[45]，女性に多い間質性膀胱炎については膀胱痛，排尿痛，下腹部痛，会陰部痛などが半数以上を占め腰痛（骨盤痛）の訴えは少ない[49]．

男性の慢性骨盤痛（症候群）の原因としてあげられる慢性前立腺炎についても下腹部・会陰部の不快感・疼痛，排尿時の不快感・疼痛，排尿途絶，尿意切迫感，頻尿などがあげられている．

腰痛（骨盤痛）は頻度としては高くないようである[13]．

Eliassonは200名の腰痛患者の78%に尿失禁の症状を認めている．ほかにも腰痛（骨盤痛）と排尿障害との関係を調査した報告があり，チェックする必要がある[10]．

3.6　生殖器症状

月経，妊娠，性交時などの腰痛（骨盤痛）の増強にあらわされる女性特有の症状がある．

既往歴に生理痛を持つ例，閉経後も同様な腰痛（骨盤痛）が持続している例などさまざまである．

red flag（危険信号）として接触出血，閉経後の性器出血などがあげられる（表3 - 1）．月経，妊娠時の腰痛（骨盤痛）については多くの報告があるが本書では割愛する．専門領域の文献を参照されたい．

子宮内膜症は生殖年齢にある女性の10～30%にみられ，慢性骨盤痛患者の70%は子宮内膜症に罹患しているとされる[38]．疫学的にも若年層に多く，本書が対象とする中年期以降の腰痛（骨盤痛）にあまり影響はないようである（図1- 9c）．

先述の久具の反論もあり，手術成績が不良とされるのも原因は別にあるのではないだろうか[20][40][42]．

性交痛についての報告例は多いが[12][33][40]，筆者の調査では少なかった．

中には性交痛（dyspareunia）のため性交を忌避して夫婦の不和，離婚などの深刻な問題をかかえた症例もあり，精神的ストレスに与える影響は大きい．

問診にあたって注意しなければならない症状である．

帯下はトリコモナス，クラミデイアなどの感染症以外にも骨盤内の自律神経障害（副交感神経系）と関係しているとされている．主として白色帯下では腰痛（骨盤痛）の軽快とともに減少する例がある．

3.7　消化器症状

排便時痛，便秘，下痢，失禁，痔などが関係するとされる[12][23]．

3.8　呼吸器症状

声楽や吹奏楽器の練習で骨盤底筋が重視されるように，骨盤底筋の機能障害は脊柱の支持機能を低下せしめ，呼吸機能に影響しているとされる[21]．

3.9　自律神経症状

中高年女性の腰痛（骨盤痛）患者では肩こり，疲労感，頭痛・頭重，不眠，めまいなどの自律神経症状を随伴していることが多い．肩こりは更年期障害の愁訴のトップを占めている[24]．

しかしながら筆者のCMI（阿部法）による調査でも半数以上は正常のⅠ型を示し，自律神経失調型（Ⅱ型）は中年女性に最も高く，加齢とともに高年，老年期の女性ではその頻度は低下している．

ただ高年女性では心身症型として身体症状，精神症状を示す比率が高い[53]．「自律神経系の障害」の受療率がこの年齢で高率を示すことと合わせて診察にあたって留意すべき点であると考える．

前述のように肩こりは女性に最も頻度の高い訴えであり（図0-1），ほとんど中高年女性の腰痛（骨盤痛）にともなっているといってよいくらいである．

また肩こりや上肢の症状も下肢と同側に訴えることは多く，「いつも左側（ときに右側）ばかり具合が悪くなる」「半身不随になるのではないかと心配」などの訴えも聴かれる．

このような訴えはまれではなく，不可解のようであるが身体症状として認められる事実であるため，腰・下肢の症状との関連を検索することにしている．

筆者らはかつて患者の訴えをもとに，慢性の疼痛性疾患において同側性に上・下肢に疼痛，こわばり，違和感などをともなうstiffnessが出現（例えば左「五十肩」では左下肢のFaberテストが右側よりも高率に出現）することを報告した[51]．

この中で片側性の筋緊張については緊張性頸反射などの脳・脊髄神経系の反射とともに，自律神経系が関与していることを推定した．また愁訴の中で患者によって症状が左右に入れかわることがある．

「不定愁訴」の特徴とされるが，後述のように身体的症状も訴えと同じように移動していることが多いため，筆者は単なる「不定愁訴」とは考えていない．一見不可解な症状の変化に対する不用意な発言により患者との信頼関係を損なうことがないように心がけたい．

一般に深部の筋の症状や内臓障害によりおこる症状は弥漫（びまん）性で，局所部位を特定することが困難で，自律神経症状をともなうことで類似している．この鑑別を重視する報告もある[34]．

骨盤臓器との関係で外傷が直接の原因であっても二次的に骨盤臓器の症状を呈している．

このように原因と結果との関係が複雑で，われわれとしては筋骨格系からのアプローチを危険信号を除外しながらとりくむことが求められている．

先述のように，太田は婦人科医としての立場から「自律神経失調症にもとづいて不定愁訴に関係した腰痛があったとしても何ら矛盾はない」と述べている[32]．

Bakerは骨盤内の臓器や筋骨格系からの刺激は脊髄後外側から視床下部に入り自律神経や情緒と関係しており，嘔気，眩暈，不安などの自律神経症状をともなうと述べている[3]．

その他の慢性骨盤痛についてもGunter, Pastore, Slocumbらによれば流涙，立毛，鼻閉，視力障害，眩暈発作，耳鳴りなどの自律神経症状をともなうとされる[12] [33] [44]．

このように中高年女性の腰痛（骨盤痛）では内分泌系，自律神経系の全身症状との関連性が高いことを特徴としている．

3.10　精神症状

すべての慢性疼痛をはじめとする身体的状況は精神的な原因となり，精神的な異常は身体に表現されるといわれる[35]．筆者の調査例ではCMIでみるかぎり正常者の比率は過半数を占め，MR項目（精神症状）は少ない．神経症型は高年，老年期にむしろ高い傾向を示し，中年期の女性ではその頻度は低い[53]．

一方，婦人科領域では心療内科，精神科からの報告が多く見られる．

統計的にも中高年女性では精神的な緊張，圧迫，ストレスによる腰痛（骨盤痛）の増悪が男性にくらべて有意に高いとされる[5][12][56]．

事実，くわしく聴くと，うつ，不安，情緒不安定などの状態がうかがえる患者や精神科通院中であったり，精神安定剤の服用を続けている症例に遭遇する．

このような例ではまず第1に訴えを十分に聴く，受容することから始まることを強調したい．

Doggweiler-Wiygulは精神的な訴えを筋膜性骨盤痛の主因と考えることは患者を怯えさせ，心理状態を悪化させると警告している[9]．

無自覚のうつ病も慢性骨盤痛を悪化させたり長引かせたりするとされる[38]．

Weissらは緊張，不安，痛み，保護防衛を骨盤痛のサイクルの基本としている．「尻尾をまく」（la queue entre les jambes）は典型的には犬が不安，恐怖などの緊張状態にあるときに見られる[57]．本能的に消化器，泌尿生殖器を内蔵する骨盤を保護するために骨盤周辺の筋を緊張せしめた状態といえよう．

ヒトも二足歩行により退化した尾骨周辺の骨盤底筋を外傷，持続する微小外傷，骨盤内臓器の障害，心理的緊張により慢性的に骨盤底筋に緊張状態をもたらしているのであろう．

この緊張状態の持続がトリガーポイントを形成し，血液循環の減少をもたらし，神経，血管，骨盤底筋に対して不適切な環境を生み出すとされる（第2章）．

不眠，抑うつ，イライラ感，易疲労性，倦怠感などの非特異的な精神症状は慢性の腰痛（骨盤痛）と関係が深いとされる．

DSM-5で身体症状症とされた疼痛性障害（身体症状障害），心気症などの身体表現性障害とされる疾患が慢性骨盤痛の原因となる可能性があり，これらは臨床的にかなりの苦痛や障害をひきおこすことになるため専門家の受診をすすめている[38]．

Ayorindeは本疾患により疲労，抑うつ，不安，失業，作業能力の低下が15～45%にみられ，重症例では絶望感，人間関係の喪失，孤独感の増大，自殺にいたる例さえあると述べている[2]．太田は婦人科医の立場から慢性腰痛を訴える女性の80%にうつ状態があるといわれるほど心の痛みを抱えているという[32]．

身体症状症（身体表現性障害），心身症などについては，高橋が述べるように自覚症状の聴取の段階で予断をもつことなく共感をもって，くわしく自覚症状を聴取し，身体的所見を把握することが重要であると考える[48][59]．前述のように筆者の経験でも疼痛を訴える患者のほとんどが身体的症状を呈している．

身体的症状の正常とのわずかな差異を見出す努力が，われわれ臨床医に求められていると思っている．

筆者は腰痛（骨盤痛）患者における中心痛についての経験はないが，痛覚過敏，allodynia（異痛症）などが認められるとされる．疼痛の性状は灼けるような，鍼で，針で刺すような痛みが慢性骨盤痛の所見として増加しつつあるという[12]．

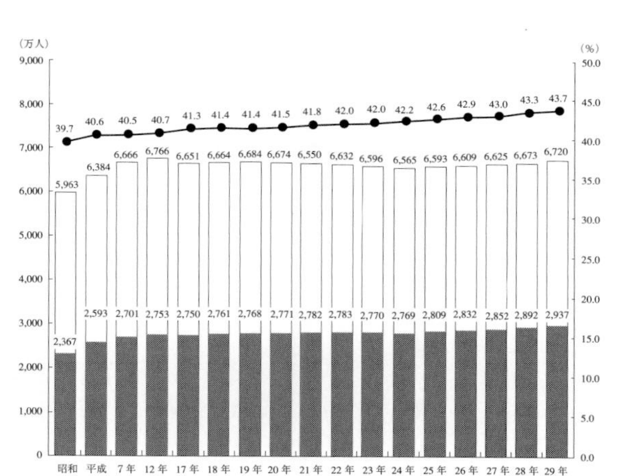

図 3 - 4　労働人口に占める女性の比率
厚労省「平成 29 年版働く女性の実情」

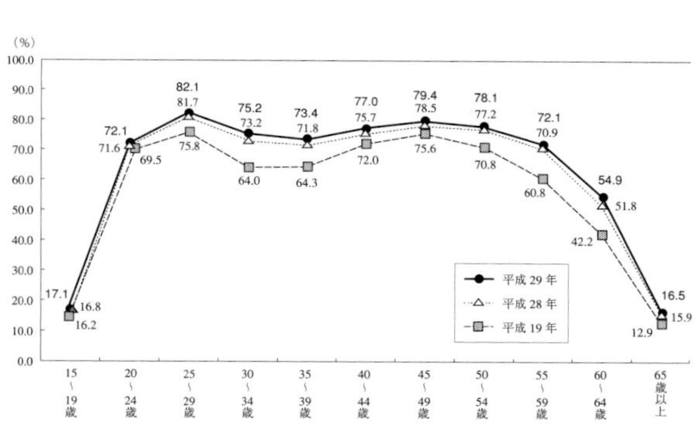

図 3 - 5　女性の年齢階級別労働力率
厚労省「平成 29 年版働く女性の実情」

4.　女性労働者と腰痛（骨盤痛）

4.1　女性労働者の増加

腰の痛さよ　この田の長さ，四月，五月の日の長さ

五月田植えに　泣く子が欲しや，畦に腰かけ乳飲ませ —— 佐賀の田植え唄——

かつて豊穣を願う田植えの主役は女性であった．

同時に前屈位を保持する姿勢での作業は女性にとって苦痛をともない，このように古くから腰痛（骨盤痛）は全国各地の田植え唄に共通して歌いつがれてきたのであろう．

近年，女性の社会進出が増加しつつあり，労働者人口の 44%に達している（図 3- 4）[19]．

年齢別には 30 代，50 代以降の女性が増加して，従来の M 型から台形へと移行しつつある（図 3- 5）[19]．

4.2　産業別女性労働者

産業別では医療・福祉に 617 万人（23.1%），卸売業・小売業 518 万人（19.4%），製造業 302 万人万人（11.3%），宿泊業・飲食サービス業 231 万人（8.6%）の順となっている．

4.3　職種別女性労働者

職種別には事務従事者 767 万人（28.7%），がもっとも多く，次いでサービス職業従事者 519 万人（19.4%），専門的・技術的職業従事者 498 万人（18.6%），販売従事者 351 万人（13.1%）の順となっている．

これらの職種は立位，中腰，坐位，運搬などの比較的静的姿勢による作業が多く，重筋労働は少ないが，前述のように女性にとっては腰痛（骨盤痛）増悪因子として作用する．

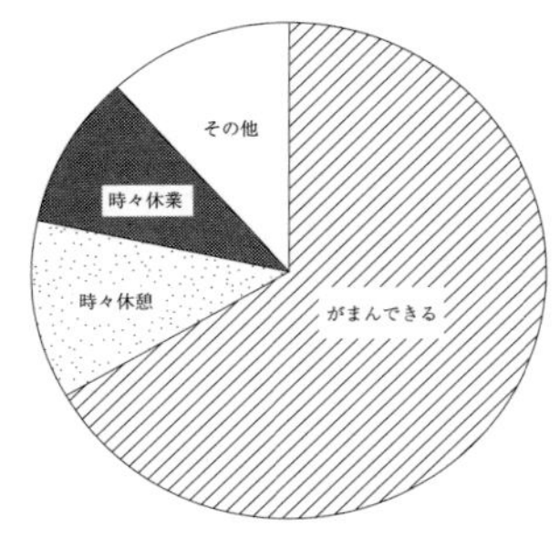

図３‐６　労働へおよぼす女性労働者の腰痛（富田 1999）

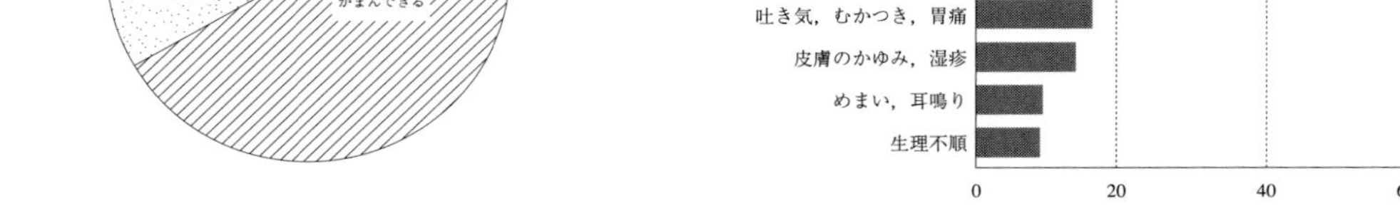

図３‐７　働く女性の自覚症状（労働省 1997）

4.4　女性労働者の自覚症状

筆者の女性労働者の腰痛調査（82 例）ではがまんしながら作業を行っている率が高い．

「ときどき休憩しないと仕事ができない」「ときどき休業しないと仕事ができない」など作業への影響を訴える例が 20%を越えている（図３‐６）[53]．

労働省（現厚労省）の調査によれば女性労働者の 90%近くに自覚症状を有しており，腰痛は頸肩腕の症状，眼の疲れに次いで高く，36,1%が訴えている．（図３‐７）[註１]．

註１）労働安全衛生調査として持病については調査されているが，労働者健康状況調査はなぜか平成 24 年に廃止されたままである．

女性労働者の 27.8%は医師により診断された持病を持っており，腰痛（21.4%）は胃腸病（19.3%），高血圧（19.2%），高脂血症（14.5%）よりも高くトップを占めている [17]．

4.5　腰痛の発症原因

先述のように，この調査では腰痛（骨盤痛）の原因として「仕事で無理」，打撲，妊娠・出産の順となっており，労働を原因または誘因とする労働者は多い（図３‐８）[53]．

腰痛の発症原因作業別に男女を比較すると女性では立ち作業，中腰作業を原因とする率が高く，男性では上げ下ろし作業の比率が高い（図３‐９）．

「腰痛ガイドライン」（2019）でも体幹の屈曲や回旋をともなう作業や，定期的に姿勢を変えることのできない作業は，腰痛の発症頻度を増加させると述べている [30]．

このように腰痛（骨盤痛）の原因や労働への直接の影響は軽視することはできない．

筆者は長崎市内における上肢作業の労働者について調査したことがあるが，肩こりなどの頸肩腕の症状はもちろん腰痛もかなりの頻度で発生している（図３‐10）[52]．さらに近年介護労働に従事する女性が増加しているが，これらの軽作業に重筋労働が加わり過酷な労働条件とともに彼女らの苦痛を増大せしめている．さらに心理・社会的因子が腰痛（骨盤痛）に影響を与えている，あるいは原因となることは数多くの論文で指摘されている [15) 30]．

4.6　腰痛とストレス

労働者安全衛生調査でも 20 歳代を除いてすべての年齢層の女性労働者は男性より高い比率で「仕事や職

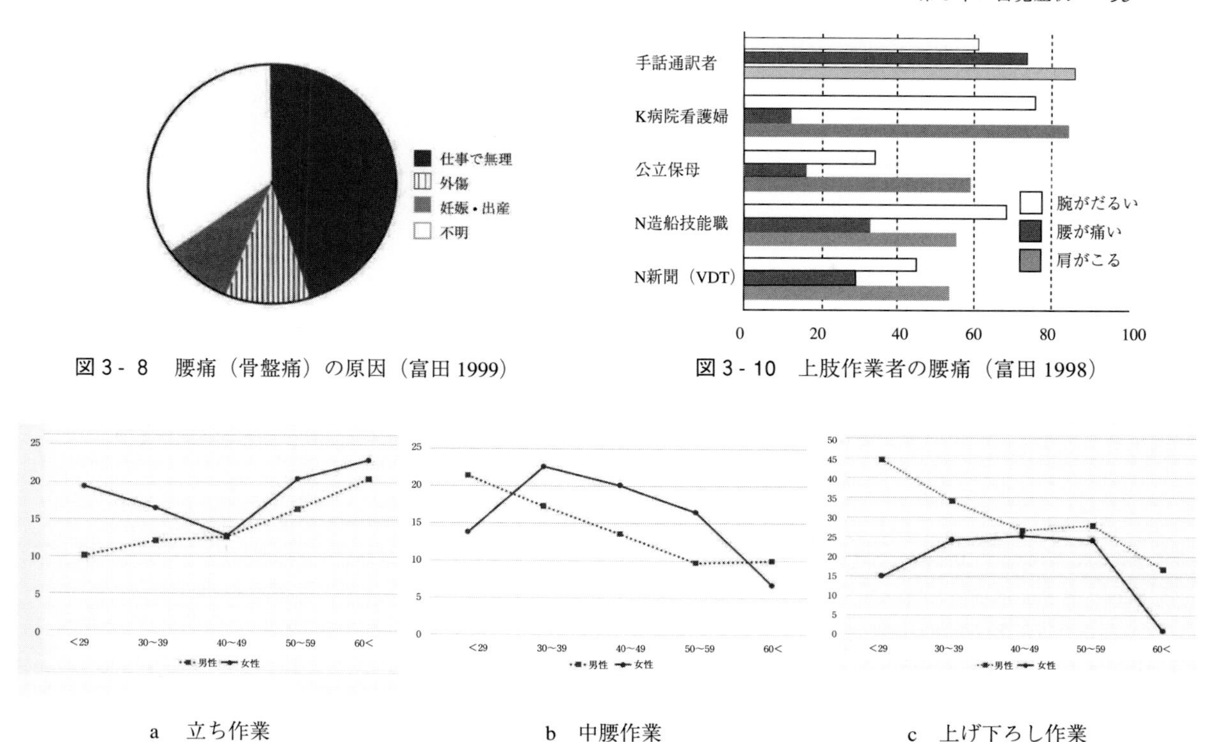

図3-8　腰痛（骨盤痛）の原因（富田 1999）

図3-10　上肢作業者の腰痛（富田 1998）

a　立ち作業　　b　中腰作業　　c　上げ下ろし作業

図3-9　腰痛発症原因作業別労働者割合
厚労省「平成14年労働者健康状況調査」より筆者作成

業生活に関して強い不安，悩み，ストレスを感じる事情」があるとしている（図3-11）[18]

その内容としてもっとも多いのは，男性とともに「仕事の量と質」があげられており，働き盛りの男性と比率においてあまりかわらない．

同時に今日なお社会的にも家事労働が女性労働者の大きな負担となっている．

家事労働は局所的にも腰痛（骨盤痛）とは密接な関連をもっているが，全身疲労をさらに増大せしめ，腰痛（骨盤痛）を増悪せしめる．

このような事実に対する上司，同僚，家族の無理解と重なり心理的にも大きな負担となっている例もみられるので，対応には十分注意したい．

国際的にもジェンダー・ギャップ指数の低下（121位／153ヵ国）が問題になっている．

健康の面ではかつてはトップを占めたこともあるが，最近では30～40位にとどまっているようである．

まだ日本の男性の家事・育児への参加時間は下位にあり，早急に今後の改善が望まれる状況にある．

このように見てくると，労働力率が高く，就労のため受診が困難な中高年期女性の方が受療率から見ると男性より高い（図1-4～8）．女性労働者は疼痛の程度，医療機関への地理的条件や経済的条件に加え，労働による受診や運動療法など患者への指示内容が実施困難などの条件を抱えていることにも注目したい．

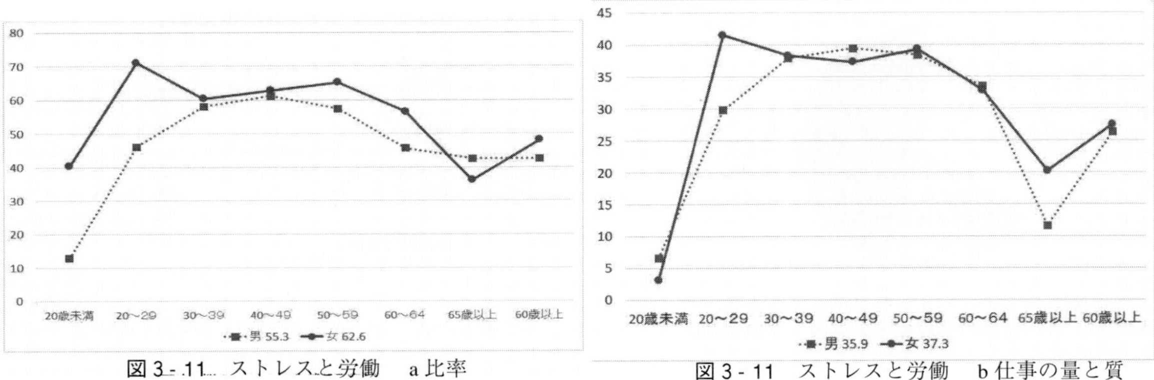

図3 - 11　ストレスと労働　a 比率
厚労省「平成28年労働安全衛生調査」

図3 - 11　ストレスと労働　b 仕事の量と質
厚労省「平成28年労働安全衛生調査」

文献

1）Apte G, Nelson P, Brismee' JM et al: Chronic female pelvic pain − part 1: clinical pathoanatomy and examination of the pelvic region. Pain Practice 12: 88-110, 2012

2）Ayorinde AA, Macfarlane GJ, Saraswat L et al: Chronic pelvic pain in women: an epidemiological perspective. Womens Health 11: 851-864, 2015

3）Baker PK: Musculoskeletal origins of chronic pelvic pain. Diagnosis and treatment. Obstet Gynecol Clin North Am. 20: 719-742, 1993

4）Biering-Sorensen F: A prospective study of low back pain in a general population. 1. Occurrence, recurrence and aetiology. Scand J Rehab Med 15:71-79, 1983a

5）Biering-Sorensen F：A prospective study of low back pain in a general population. 2. Lgocation, character, aggravating, and relieving factors. Scand J Rehab Med 15：81-88, 1983b

6）Biering-Sorensen F: A one-year prospective study of low back trouble in a general population. The prognostic value of low back history and physical measurement. Dan Med Bul 31: 362-375, 1984

7）Chaitow LC: Chronic pelvic pain: Pelvic floor preblems,sacroilic dysfunction and the trigger point connkection. J Bodywork Movement Therapies 11: 327-339, 2007

8）Doggweiler-Wiygul R, Wiygul JP: Interstitial cystitis, pelvic pain, and the relationship to myofascial pain and dysfunction. a report on four patients. World J Urol. 20: 310-314, 2002

9）Doggwiler-Wiygul R: Urologic myofascial pain syndromes. Current Pain Headache Reports 8: 445-451, 2004

10）Eliason K, Elfving B, Nordgren B et al: Urinary incontinence in women with low back back pain. Man Therap 13: 206-212, 2008

11）Fitzgerald MP, Kotarinos R: Rehabilitation of the short pelvic floor II: Treatment of the patient with the short pelvic floor. Int Urogynecol J Pelvic Floor Dysfunct 14: 269-275, 2003

12）Gunter J : Chronic pelvic pain : The myofascial component. The Female Patient 29: 9-16, 2004

13）濱砂良一：慢性前立腺炎．別冊 BIO Clinica 7: 54-58, 2018

14）Hirsch C, Jonsson B, Lewin T: Low-back symptoms in a Swedish female population. Clin Orthop Relat Res 63: 171-176, 1969

15）菊地臣一編著：腰痛（第2版）．医学書院，東京，2014

16）Kishi R, Kitahara T, Masuchi A, Kasai S: Work-related reproductive,musculoskeletal and mental disorders among working women -- history, current and future research directions. Ind Health. 40(2) :101-1012, 2002

17）厚労省：平成14年 労働者健康状況調査．2002
18）厚労省：平成28年 労働者安全衛生調査．2016
19）厚労省：平成29年 働く女性の実情．2017
20）久具宏司：慢性骨盤痛症候群．産婦人科学レビュー 2011: 138-142, 2011
21）Hodges PW, Sapsford R, Pengel LHM: Postural and respiratory functions of the pelvic floor muscles Neurolog Urodyn 26: 362-371, 2007
22）水井伸子ほか：前立腺炎によると思われる股関節痛を主訴とした3症例の検討，臨整外 21：951-954, 1986
23）Montenegro MLLS, Vasconcelos ECLM, Candido dos Reis FJ et al: Physical therapy in the management of women with chronic pellvic pain. The international Joural of Clinical Practice. 62: 263-269, 2008
24）森　一郎：婦人の中高年とは．森　一郎編 中高年婦人の産婦人科 . 南江堂 , 東京 , 1984
25）村上栄一：仙腸関節由来の疼痛，診断と治療．東北医学雑誌 121: 180-182, 2009
26）村上栄一：仙腸関節の痛み　－診断のつかない腰痛－　．南江堂，東京，2012
27）長総義弘ほか：腰痛・下肢痛・膝痛に関する疫学的検討．整・災外 37: 59-67, 1994
28）南京中医学院教研組編（石田秀美監訳）：現代語訳黄帝内経霊枢．東洋学術出版社，市川，2000
29）日本漢方医学研究所編：金匱要略講話，大阪，創元社，1980
30）日本整形外科学会・日本腰痛学会監修，日本整形外科学会診療ガイドライン委員会，腰痛診療ガイドライン策定委員会編：腰痛診療ガイドライン . 南江堂 , 東京 , 2012. 改訂版 2019
31）太田博明：更年期の腰痛－更年期障害との関連を中心として－．治療 74: 1260-1267, 1992
32）太田博明：女性と腰痛．不定愁訴によるものを含めて . 産婦人科治療 87: 280-288, 2003
33）Pastore EA, Comt MA, Kazman WB : Recognizing myofascial pelvic pain in the female patient with chronic pelvic pain. J Obstet Gynecol Neonatal Nurs 41: 680-691, 2012
34）Prendergast SA, Weiss JM: Screening for musculoskeletal causes of pelvic pain. Clin Obstet Gynecol 46: 773-782, 2003
35）Rapkin A, Kames LD: The pain managment approach to chronic pelvic pain. J Reprod Med 32: 323-327, 1987
36）Renaer M et al: Pain in gynecologic practice. Pain 5: 305-331, 1978
37）労働省：平成9年 労働者健康状況調査．1997
38）齋藤さやか，村上　節：原因不明の慢性骨盤痛にどう対応する？ 産婦人科の世界 57: 361-369, 2005
39）齋藤清二：患者と医療者の物語　－　Narrative Based Medicine の意義　－　理学療法学 33: 445-449，2005
40）Sarton J: Physical therapy for pelvic pain: understanding the musculoskeletal connection. The Female Patient 12: 50-56, 2007
41）Schneider S, Randoll D, Buchner M: Why do women have back pain more than men ? A representative prevalene study in the Federal Republic of Germany. Pain 22: 738-747, 2006
42）Sedighimehr N, Manshadi FD, Shokouhi N et al: Pelvic musculoskeletal dysfunction in women with and without chronic pelvic pain. J Bodywork and Movement Therappies 22: 92-98, 2018
43）Slocumb JC: Neurological factors in chronic pelvic pain: trigger points and the abdominal pelvic pain syndrome. Am J Obstet Gynecol 149: 536-543, 1984
44）Slocumb JC: Chronic somatic, myofascial neurogenic abdominal pelvic pain. Clin Obstet Gynecol 33: 145-154, 1990
45）Srinivasan AK, Kaye JD, Moldwin R: Myofascial dysfunction associated with chronic pelvic floor pain: management stratagies. Curr Pain Headache Rep 11: 359-364, 2007
46）Symmons DPM, Hemert AM, Vandenbroacke JP et al: A longitudinal study of back pain and radiological changes in the lumbar spines of middle aged women. 1. Clinical findings Ann Rheum Dis 50: 158-161，1991
47）Takahashi A, Kitamura K, Watanabe Y et al: Epidemiological profiles of low back and knee pain in middle-aged and

elderly Japanese from the Murakami cohort. J Pain Res 11: 3161-3169. doi: 2018

48）高橋三郎，大野　裕監訳：DSM-5 精神疾患の診断・統計マニュアル．医学書院，東京，2014

49）武井実根雄：女性の慢性骨盤痛－間質性膀胱炎－をどうとらえるか．日本女性骨盤医学会誌 3: 98-101, 2006

50）Taylor HC : Pelvic pain based on a vascular and autonomic nervous system disorder. Am J Obst Gynec 67: 1177-1196. 1954

51）富田満夫，菅　政和：上肢の疼痛性疾患における stiffness の相関について．整形外科 35: 1745-1749, 1984

52）富田満夫：頚肩腕障害に対する産業医としてのとりくみ．骨・関節・靱帯 11：1107-1113, 1998

53）富田満夫：中高年女性の腰痛．創風社，東京，1999

54）Torstensson T, Butler S, Lindgren A et al: Referred pain patterns provoked on intra-pelvic structures among women with and without chronic pelvic pain: a descriptive study. PLoS One 10: e0119542, 2015

55）Travell JG, Simons DC: Myofascial Pain and Dysfunction: The Trigger Poimt Manual. vol2 Baltimore, Lippincott Wiliams & Wilkins, 1999

56）Wang YXJ, Wang JQ, Kaplar Z: Increased low back pain prevalence in females than in males after menopause age : evidence based on synthetic literature review. Quant Imaging Med Surg. 6: 199-206, 2016

57）Weiss JM: Chronic pelvic pain and myofascial trigger points. The Pain Clinic 2: 13-18, 2000

58）Yilmaz U, Rothman I, Ciol MA, Yang CC: Toe spreding ability in men with chronic pelvic pain syndrome. BMC Urol 11-17, 2005

59）吉原一文，須藤信行：身体症状症．日内会誌 107: 1558-1564, 2018

60）Young J: Chronic infection of the cervix. Brit Med J 3612: 577-581, 1930

61）Young J: Lower abdominal pains of cervical origin. － their genesis and treatment. Brit Med J 4019: 105-111, 1938

第4章　身体的症状

慢性腰痛（骨盤痛）について画像上の所見や血液化学的な諸検査は除外診断としての意味をもっているに過ぎないとされる[18) 31)].

したがって身体的所見は唯一の客観的事実であり，できるだけ詳しく記録したいものである.

最近は身体的所見，とくに視診や触診が軽視され，パソコンから眼を離さない医師や一度も医師から手を触れられたことのない疎外された患者が増えているとよくいわれる.

したがって筆者は自覚症状を共感をもって聴取し，身体的所見を正確に把握することが慢性腰痛（骨盤痛）とくに筋骨格性骨盤痛の診断・治療にあたって重要であると考える.

自覚症状が全身的であるため，身体症状も全身的に把握する必要がある.

筆者は慢性疼痛はなんらかの運動器に疼痛や違和感をともなう可動域制限をもたらしている（動診）ことを強調してきた[47) 48)].

前述のように慢性骨盤痛についても報告者によって差異はあるが，筋骨格性の骨盤痛の占める比率は高いとされている[2) 12) 23) 31) 38) 52)].

筋骨格性骨盤痛の範囲は，腰痛（骨盤痛），鼠径部痛，下肢痛などの運動器の領域におよび，筆者が報告したように他覚的にも筋緊張，圧痛，運動制限，筋力低下，知覚障害などの所見を呈しているのである[47)].

骨盤底筋は骨盤の中で最大の組織で，容易に触知でき，疼痛との関係では重要であるにもかかわらず，これまで疼痛の評価として問題とされていなかった.

その反省として「筋骨格系の機能障害が一次的な慢性骨盤痛の原因であり，姿勢の変化や骨盤底筋の拘縮は二次的であろう．不幸なことに婦人科医は骨盤底筋の障害が骨盤痛の原因として評価していない.

女性は骨盤臓器の障害として腹腔鏡や手術に耐えている．これらの処置は通常は疼痛を改善しないし，正確な診断と筋骨格系からの疼痛に対する効果的な治療を遅らせている」との批判がある[30) 38)].

さらにGunter，Gyangらは従来の婦人科診察法（双手法）は子宮および周辺組織，卵巣などの器質的疾患を対象にした診察法であり，骨盤底筋の緊張や圧痛，トリガーポイントを診察の対象にして，ルーチンに筋骨格系の評価を行うべきであるとしている[12) 13)]．これらの批判の根拠は骨盤底筋の機能異常を根拠とする婦人科や泌尿器科の立場からが中心になっているが，整形外科をはじめプライマリケアに携わる臨床医にも当然言えることであろう．近年になり筋骨格性骨盤痛または筋膜性骨盤痛が提唱され，理学療法の領域から詳細な身体的所見が報告されつつある．それらを参考に筆者の経験を述べてみたい.

1. 視　　診

1.1　筋骨格系

筆者はこれまでの経験から腰痛（骨盤痛）を訴える多くの患者が該部のみでなく，頸椎～肩関節にいたる身体的所見をもっていること，いわば腰痛（骨盤痛）は全身症状における部分症状であることを強調してきた[47)].　したがって診察も全身状態を把握するように心がけたい.

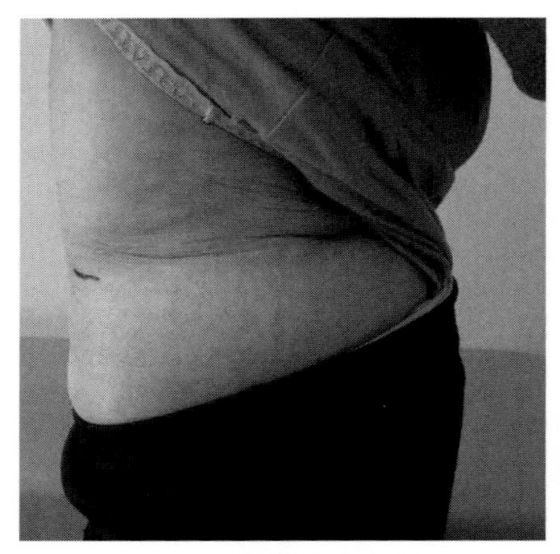

図４‐１　腰椎前弯の減少
直線化して伸展制限をともなう

1.1.1　立位

立位・坐位・臥位などで姿勢の異常（脊椎前弯，後弯，側弯，骨盤前傾，肩胛骨，腸骨稜，恥骨結合の左右差），臀部の皺や体位の変換，歩容などを見る．慢性の不良姿勢は疼痛のため過度の筋緊張による筋力低下，その筋の伸張と支持組織の弱化によるとされる．さらに不良姿勢や筋の不均衡は筋・結合組織の適応による短縮を来たしてトリガーポイントを形成し，疼痛の原因となる[3) 14) 23) 31) 38)]．

立位では腰椎前弯，脊椎直線化，前頭部，股関節屈曲，膝関節過伸展位，肩胛骨，腸骨，恥骨結合の左右差，骨盤前傾などが見られる[21)31)38)51)]．肩胛骨の高さの左右差は脊椎側弯では明らかであるが，その他に骨盤に関係する筋緊張の左右差によって生じる．

したがって後述の頸椎や肩関節の運動性とも関係する[47)]．

Montenegro は頸椎前弯の増強，肩胛骨の非対称性に対照との有意の差異を認めている[24)]．

側弯，肩胛骨の左右差は内上顆と体幹との距離（Tales 三角）の非対称性としてあらわれる[12)]．過度の後弯と骨盤の前傾は「典型的骨盤痛の肢位」とされ，King は慢性骨盤痛患者の 75%に認めたという[3) 19)]．

骨盤の前傾は水平線と前上腸骨棘－後上腸骨棘を結ぶ線との角度（20°）で判定する[5)]．

筆者の経験では腰椎の直線化が多いが（図４‐１）[47)]，欧米の報告では肥満が多いためか腰椎の前弯，骨盤の前傾が慢性骨盤痛の患者に多いとされる[3) 21)]．

Tu らは恥骨結合と腸骨稜の非対称性を対照との間に有意差を認めている[51)]．

急性症状を除くと脱衣，体位変換に特に支障をきたすことはないようである．

また股関節の異常がなくても Trendelenburg 症状が認められることがある（図４‐２）．

1.1.2　坐位

坐位では骨盤周辺の疼痛によるスパスムや拘縮のため患者は疼痛や違和感を回避して，非対称的な端座位や足組み，横すわりなどにそれぞれ決まった肢位がある[15) 47)]（図４‐３）．

筆者の経験では外転・外旋制限のためか Faber テスト陽性側が下になる症例が多い．

典型的な例では坐骨結節への圧迫が疼痛を引きおこすために腰椎前弯を減少させて坐位をとるとされる．

1.1.3　臥位

臥位では下肢長差，下肢の肢位（股関節屈曲・回旋の状態，膝関節過伸展，屈曲位）に注目する[3) 12)]．

また背臥位において下肢長差や下肢の回旋に左右差が見られることがある（図４‐４）．

下肢の短縮は腰方形筋の片側の緊張亢進からくる骨盤の傾斜によるものであるとされる[33)]．

呼吸の状態は背臥位で観察する．典型的な例では胸部，腹部の呼吸運動がみられないという[15)]．

1.1.4　匍匐位

匍匐位で股関節・膝関節を屈曲せしめ，膝関節の屈曲制限や腰椎の後弯を認めるときは股関節包（背側）や大殿筋，梨状筋が短縮しているとされる[5)]．

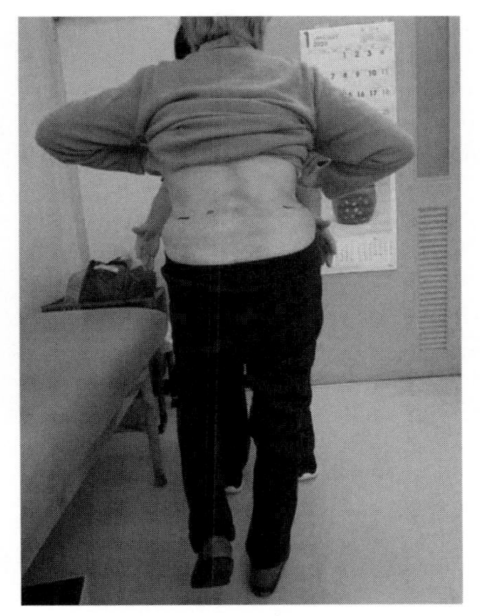
a　テスト

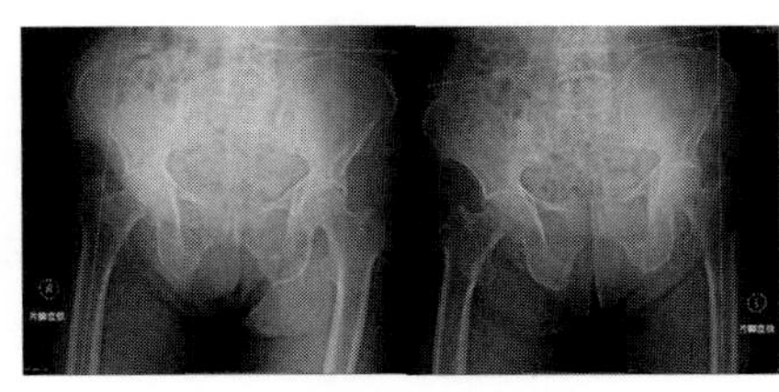
b　X線写真

図4-2　Trendelenburg 症状

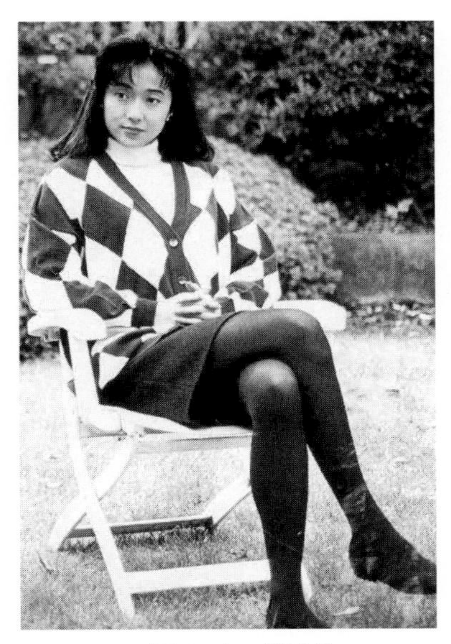
図4-3　端座位

1.2　皮膚及び皮下組織

皮膚色の変化（皮膚内臓反射，微小血管の圧迫による萎縮，触診による皮膚紋画症），温度，弾力性，硬度･厚み，瘢痕，移動性，爪の変形などを検索する．

1.2.1　瘢痕

腹部は腰痛（骨盤痛）を訴えていても必ず診察するようにしたい．

とくに婦人科手術の既往のある症例では腰痛（骨盤痛）を訴える比率が高い．

瘢痕の状態を観察し，肥厚性有痛性瘢痕の有無を確認する．

疼痛をともなう肥厚性瘢痕（hypertrophic painful scar）の存在は反射性交感神経性ジストロフィーまたは複合性局所疼痛症候群1型（CRPS type Ⅰ: Complex Regional Pain Syndrome type 1）の原因として多くの愁訴をもたらすことがある．

また椎間板ヘルニア，脊柱管狭窄症の手術を受けている症例では手術瘢痕，特に腰部の手術瘢痕の上端（下端），脊椎固定術に際して行う腸骨の骨採取部瘢痕に瘢痕痛を認めることがある．

これらの瘢痕は症例によっては重要な治療点となる．

胃癌，胆石，虫垂炎などの腹部臓器の手術瘢痕も同様で，下着の接触・圧迫で疼痛を訴える例がある．

皮膚変化や爪の変形は自律神経の異常を示すとされる[31]．

1.2.2　浮腫または腫脹

片側性の浮腫または腫脹を認めることがある．

愁訴側に認めることが多いが反対側に出現することもある．

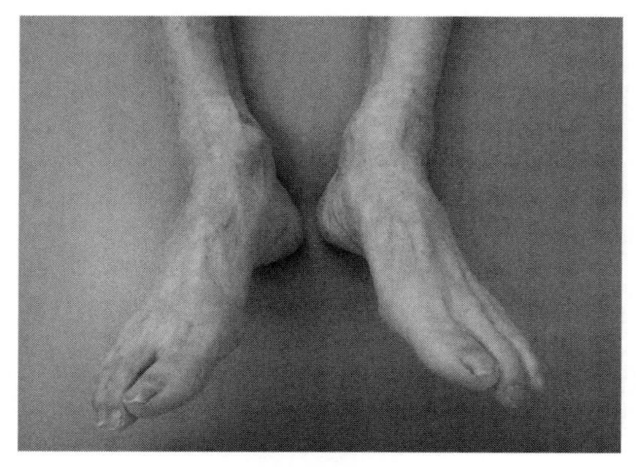

a 下肢長差

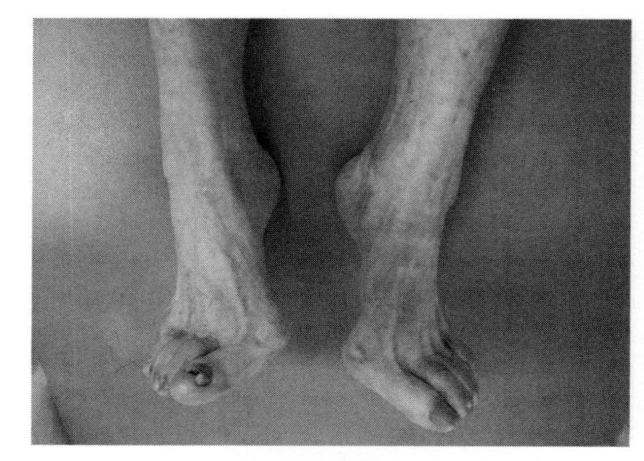

b 回旋位

図４-４　足部の非対称性

Santosは恥骨上部や仙骨部の浮腫を重視している[35]．中高年女性の腰痛（骨盤痛）患者では股・膝関節の腫脹が男性より有意に高率に認めたとする報告がある[41]．

1.2.3　末梢血管の拡張

静脈の怒張，静脈瘤，毛細血管の拡張など，浮腫と同様に患側に出現することが多い（図４-５）．口唇，舌，粘膜などの色が暗赤紫色になっている症例もあり，これらの症状は湯液（漢方）でいう瘀血の症状とされる．

2. 触診

皮膚色の変化（触診による皮膚紋画症），温度，弾力性，硬度・厚み，つまみによるオレンジ皮様変化（peau d'orange），瘢痕，移動性（組織層間の移動），筋緊張の左右差を検索する（図４-６）．

2.1 末梢循環症状

自覚的に四肢の冷えを訴える症例は多く，更年期の症状として血液中のエストロゲンの減少により冷えの症状をおこすといわれている．

しかしながら全身性の冷えと異なり，下肢の皮膚温の左右差を示す例が20%程度に認められ，とくに患側の低下を認める例が多い[47]．下肢の動脈の脈拍については左右差を認める例は少ない．

これらの事実も局所性の機械的圧迫とするより，下肢全体におよぼす自律神経系の異常を示す事実であろうと考えている．

上述のように下腹部，鼠径部から下肢にかけては毛細血管の拡張（細絡），静脈瘤，浮腫状の腫脹が患側や疼痛側に認めることが多い．「骨盤うっ血症候群」では下肢の静脈瘤をともなうことがあるとされる[44]．

2.2 圧痛

慢性骨盤痛を訴える女性は圧痛に対する閾値が低いとされている[11]．

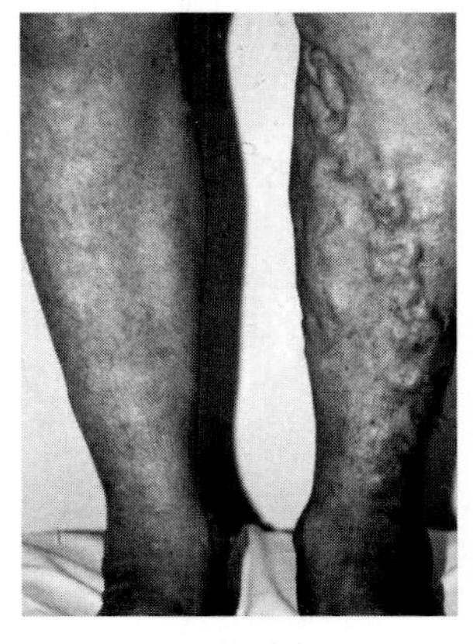

a 静脈瘤

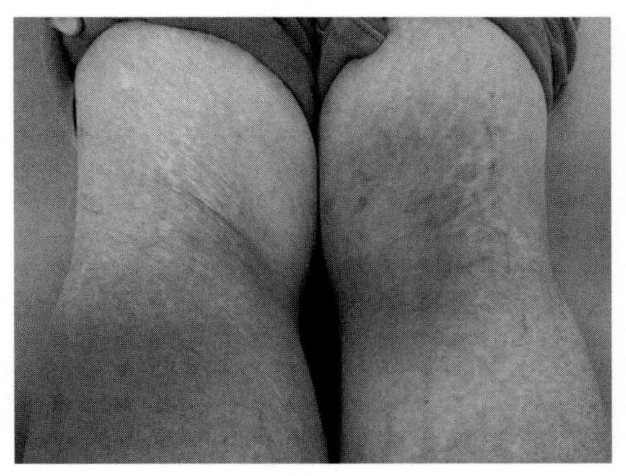

b　毛細血管の拡張

図4-5　血管症状

患側に一致して血管症状を認めることが多い

2.2.1　背腰部

1)　棘突起

棘突起の圧痛は更年期女性について広範囲にわたる圧痛点分布がみられ，男性に比べて高率に出現している．とくに胸椎中央部，腰椎下部，仙椎上部に集中しており，自覚症状としての疼痛部位とほぼ一致している[47]．静力学的な脊椎に対する負担とは異なる因子を想定させるものである．

そのほか下位腰椎から仙椎にかけて棘突起間の棘上靱帯と思われる部位に圧痛を認めることが多い．

浮腫状に弾性をもった硬結として触知する．後述するが，この部位の局麻剤のブロックで劇的に奏功することがあるため，トリガーポイントであろうと推定している．

2)　筋

慢性骨盤痛において腰方形筋，大殿筋，中殿筋，梨状筋，大腰筋に関連痛をおこしやすいとされる（表3-2）[10) 21) 31)]．

Tu は慢性骨盤痛患者の両腹直筋，左腹斜筋，右腸腰筋に圧痛が有意に高いことを報告している[51]．

Trarvell らによると棘上筋，棘下筋は肩や上肢に関連痛をおこすが，Doggweiler らは棘上筋，棘下筋のブロックによりはげしい慢性骨盤痛（尿道痛）が消失した例を報告している．

このような遠隔部にもトリガーポイントが存在することを示めしている[7]．

これらの事実は高年期以後の女性の頸背部の訴えに対しても腰部・骨盤部の診察が必要であることを教えている．筆者は慢性の疼痛を訴える患者は頸椎，肩関節，腰椎，股関節，膝関節の順に簡単な可動域の測定や神経学的検査をルーチンに行っている．

2.2.2　骨盤部

1) 背側

更年期女性の筆者の調査では男性との間に有意の差異は見られなかったが，慢性骨盤痛では腸骨稜，仙

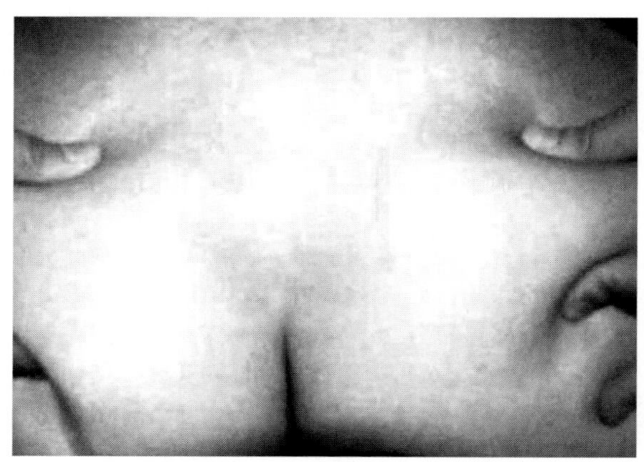

図4-6　皮下組織の左右差

骨部，仙腸関節に圧痛の頻度が高いとされる[37]．村上も仙腸関節障害において後上腸骨棘，長後仙腸靱帯，仙結節靱帯，腸骨筋に圧痛が多いことを述べている[26]．

2)　腹側

骨盤と関係する筋（直接の付着は28筋に及ぶとされる）のため，特に骨盤底の機能と関係が深い腹筋には注意が必要である．腹直筋の圧痛，離開やトリガーポイント，関連痛の検査を行う．

筋筋膜性疼痛の女性は腹部に広範に圧痛を示すとされる（特に腹直筋，外腹斜筋付着部）[10) 12) 39) 40]．

腹筋と骨盤底筋は同時に作用するのは正常であるが，腹筋の異常な過活動やトリガーポイントによる過緊張状態（外科的瘢痕など）は慢性の骨盤底筋の緊張状態をもたらすという[50]．

その他女性の腰痛（骨盤痛）に際して出現しやすい圧痛点として恥骨結合，恥骨上行枝の圧痛がある．

筆者の調査では恥骨上行枝に圧痛がみられ，Faberテスト陽性側と一致することが多かった[47]．

恥骨結合の圧痛が高率に出現する事実は得られず，仙腸関節，腸骨稜ともに圧痛の頻度は高くない[47]．

しかしながらMeisterは慢性骨盤痛において仙腸関節，腸骨筋起始部（前上腸骨棘内側），腹直筋停止部（恥骨結合上部）の圧痛は対照と有意差を示し，筋筋膜性骨盤痛のスクリーニングの部位としてあげている[20]．

患側の鼠径部上縁の下腹部を深く触診すると圧痛，硬結を認める例が多い[34) 47]．

鼠径部の直上で多くは疼痛側，Faberテスト陽性側に一致して鼠径靱帯の走行に沿って圧痛をともなう硬結を触知する．両側に出現する場合もある[47]．

超音波検査では確認することができなかったが，きわめて重要な所見と考える．

Taylorは慢性骨盤痛では鼠径靭帯の直上に圧痛を認めることが最も多いとしており，筆者と同じ所見を指しているものと思われる[45]．弾力的な硬さや治療により容易に変化し，超音波により確認できないことから器質的変化とは考えられない．

Fuentes-Marquezは骨盤外の諸筋（腰方形筋，大内転筋など）の圧痛点を調査して疼痛に対する閾値が慢性骨盤痛の患者では低下していることを述べている．これらの事実は脊髄分節に一致しないことを述べており興味深い．後述のように腰痛（骨盤痛）患者の知覚障害も脊髄分節に一致しない分布が見られ，体性神経とは異なる症状と考えられるからである[11) 47]．

内臓系または筋筋膜系からの疼痛の鑑別についてはCarnett signがある．

背臥位の患者に膝関節伸展位で上体の起立を命じ緊張した腹筋の上から検者の指尖で圧迫して疼痛部位を検索して知覚過敏部を検出する[38]．

これらの圧痛についてSlocumbは骨格筋，筋膜の過敏状態として疼痛が頭部，上肢，背腰部に拡散するとともに，流涙，鼻閉，視力障害，耳鳴，眩暈などの自律神経症状をともなうとしている[40]．

そのほか女性の腰痛（骨盤痛）と関係が深い湯液（漢方）の瘀血の「証」として重視している左腸骨窩の圧痛をともなう硬結がある．筆者の経験では小腹急結にしては痛みは少ないように感じられるが検索することにより「証」の決定や投薬の参考になるであろう．

3)　骨盤底筋

骨盤底筋は挙肛筋（恥骨尾骨筋，恥骨肛門筋，腸骨尾骨筋），尾骨筋，内閉鎖筋，梨状筋より構成されている（図4‐7）．常に一定の筋緊張を保ち骨盤内臓の支持，排泄の自制，腰仙椎の安定性を保持している重要な筋である[12]．先述のように尿生殖三角の諸筋を含めて検査をする報告もあるが，他科の領域に関するため本書では割愛する．

視診で瘢痕，皮膚・粘膜の変化（暗赤色，リビド着色），腫脹などの非対称性を診る．

骨盤底筋の緊張亢進は性交痛，切迫排尿，頻尿，間質性膀胱炎，外陰痛，尾骨痛などと関連しているとされる[2)12)21)31)36]．触診としては骨盤底筋の緊張状態とトリガーポイントの探索が主である．

内診により骨盤底筋の緊張の非対称性，圧痛，放散痛，収縮（弛緩）不全，筋力を検索する．

(1)　挙肛筋

Slocumbは陰唇部，挙肛筋，尾骨，子宮頸部（側方），膣内の手術瘢痕をトリガーポイントとしてあげている．その他に筋・腱や靭帯の付着部である恥骨結合後面，坐骨棘，恥骨結節，尾骨および内閉鎖筋の圧痛があるとしている[39]．

Sedighimehr，Montenegroらによれば慢性骨盤痛の患者について，圧痛を挙肛筋89～93%，内閉鎖筋32～88%，梨状筋32～45%に認めており，きわめて高率で対照と有意差を示した[25)38]．

これらの所見は慢性骨盤痛における筋骨格系の影響の高さを示すものであり，影響する骨盤外の身体的所見に注目する必要がある．Nevilleも骨盤底筋の緊張・圧痛については後述のFaberテストとともに特異的所見としてあげている[30]．

非専門医が実施できるプロトコールに，Meisterはスクリーニングとして仙腸関節，前上腸骨棘突起の内側（腸筋），恥骨結合部上端（腹直筋），挙肛筋，内閉鎖筋をあげ，圧痛は筋腹のみでなく走行に沿って筋の起始・停止を検索するよう述べている[20]．

(2)　内閉鎖筋

挙肛筋に次いで内閉鎖筋の圧痛の陽性率は高い．

内閉鎖筋は側方の腱弓外側を触診して筋の緊張．硬結，圧痛，放散痛（腰殿部、下肢）などを診る．

内閉鎖筋の緊張確認には背臥位で4の字テスト肢位（figure-4 position：足関節を反対側の膝蓋骨下におく）において，抵抗運動（外旋・外転）により緊張を確認する（図4‐7）[1)10)12)52]．

ただし，診察時の肢位でも抵抗外転運動により内閉鎖筋の緊張を触れることは可能である．

Meisterは上記のように慢性骨盤痛の患者の85%に圧痛を認め，とくに内閉鎖筋の疼痛スコアが高かったことを報告している[20]．

筆者は難治性の腰痛（骨盤痛）に対して骨盤底筋の緊張の左右差や圧痛，放散痛を高率に認めて前著で報告したが，当時は個々の骨盤底筋，靭帯，骨を鑑別して行っていなかった．

股関節運動による圧痛の確認を行ったが，筋収縮とは無関係であったのは挙肛筋で確認したためと思わ

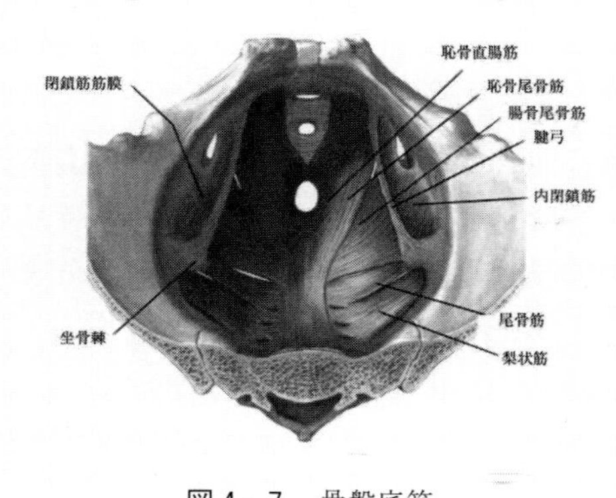

図4 - 7　骨盤底筋

れる．当時外旋による筋収縮を認めなかったのは筆者の誤認であり訂正したい[47]．

筆者の経験では左腱弓および左骨盤底筋の緊張亢進・圧痛例が圧倒的に多い．主訴が右側にあってもなぜか同じである．股関節外転・外旋筋である内閉鎖筋のスパスム，拘縮は慢性骨盤痛において高率に認め，Faber テストに直接影響を与えているものと思われる．

上記のように、これらの筋の圧痛は腰殿部，下肢への放散痛をともなうことが多く，トリガーポイントをなしている．筆者は主としてこの二筋を中心に，筋腹のほか腱弓，起始，停止部の圧痛を探索している．

(3)　梨状筋ほか

梨状筋は深部にあり症例によっては触診で不快感をともなうとされる（図4 - 7）．

スクリーニングには挙肛筋と内閉鎖筋にとどめるべきで，尾骨筋や梨状筋のように深部にある筋の触診は熟練した術者によるべきだとされる[20]．

それぞれの骨盤底筋の位置関係については恥骨結合を0時，肛門を6時としてトリガーポイントの検索方法が示されている[13) 31]．

(4)　手術瘢痕

会陰切開，子宮摘出術などによる手術瘢痕は圧痛の陽性率が高く，トリガーポイントとなっており，後述の治療点として有効である（第7章）[39]．

該部の圧痛，索状の硬結の存在は骨盤底筋の機能障害または疼痛の発生源となっており，局麻剤を塗布することにより自・他覚的に症状が改善することはこの事実を証明していると考える（第7章）[47]．

前述の手術成績が不良であることから，子宮筋腫，子宮内膜症，過敏性腸症候群，腹腔内癒着などと慢性骨盤痛との関連について否定的な見解がある[20,40,42]．後述の骨盤底筋への治療を鑑別のため診断的ブロックとして行うことを推奨したい（第7章）．

4) 骨

Torstensson は内診により仙骨，坐骨（棘），恥骨の骨圧迫により鼠径部，腰仙部，大腿，および下腿，足部に関連痛がおこることを報告している[49]．骨への圧迫は筋などの軟部組織を介さない直接の圧迫であり，しかも関連痛をひきおこすトリガーポイントとなっている．このことは粘膜にもトリガーポイントを形成していると考えられるが第7章で検討したい．

女性の骨盤腔内は神経系，血管，リンパ管が複雑に発達しており，このために骨盤腔内の変化は自律神経系を介して靭帯を含む軟部組織の平滑筋の筋緊張をもたらし，圧痛の原因をなしているものと考える．

多くの筋骨格系の腰部，骨盤，下肢は泌尿生殖器の脊髄分節（脊髄神経 Th_{12}-S_5，自律神経 Th_{10}-S_5）を共有している[21]．このため内臓体性反射による影響や非侵害刺激による疼痛など中心性の感作を検討する必要があるとTorstenssonは述べている[49].

2.2.3　大腿部

骨盤底筋のほか大内転筋（近位）にあるトリガーポイントの刺激症状が下位消化管や泌尿器症状を起こすとされる[50].

2.3　つまみ痛

2.3.1 皮下組織

部位として腹壁，鼠径靱帯，恥骨上部，腰部，殿部，下肢など広範にわたる.

皮膚色の変化（皮膚内臓反射，微小血管の圧迫による萎縮，触診による皮膚紋画症），温度，弾力性，硬度・厚み，瘢痕，移動性（組織層間の移動）の検索を行う.

軽いタッチに次いで，深いタッチでは緊張や硬結，刺激に対する反応，粘張度を見る.

結合組織の肥厚，牽引，伸張，皮膚巻き込みに対する抵抗はpanniculosis（関連痛，トリガーポイントに発展する）として知られる.

軟部組織の検索で軽い接触にもかかわらず，鋭い，引き裂くような疼痛をともなうチュウインガムのような塊がある.

好発部位は全身にわたっており，Fitzgeraldによれば骨盤底筋の収縮，疼痛により臍周囲，鼠径部，旁脊柱，仙腸関節，大腿内側（会陰周辺部）の皮下組織が異常をきたす好発部位としてあげている[10].

所見としてはつまむとミカンの皮様（peau d'orange)の状態となり疼痛を訴える．また更年期以後の坐骨神経痛はしばしば「脂肪膜炎」によることが多いとされる[4].

婦人科領域では前記のように，慢性骨盤痛や妊婦におけるトリガーポイントを腹部の皮下組織を摘むことにより検出して，疼痛に対して該部または腸骨下腹神経，腸骨鼠径神経のブロックにより良好な成績を収めている[40]．これらの報告は皮下組織の毛細血管，皮脂腺，汗腺などの自律神経系の支配下にある平滑筋の硬結について述べたものであると考えられる．いわば腹部臓器からの体性内臓反射が皮下に反応を呈する事実を述べたものと理解され，自律神経系の関与が想定される.

同時に筆者が述べる女性の腰痛（骨盤痛），下肢症状と「慢性骨盤痛（症候群)」「筋筋膜性骨盤痛」「筋骨格性骨盤痛」「仮性神経根症候群」「脂肪膜炎」「fibrositis myalgica」「骨盤うつ血症候群」などの諸疾患（症状）とは臨床像において共通項が多く「群盲象を撫でる」の感がある.

今後集学的な共同作業を通じて病態を明らかにしていく必要がある.

2.3.2 筋

筋への負荷をかけ，疼痛や筋緊張を触診で左右差を確認する．放散痛を認めるならば治療点として利用することができる（大内転筋近位と骨盤臓器）[50].

3.　疼痛誘発テスト

3.1　自動下肢伸展挙上テスト（Mens）

骨盤輪の不安定性をチェックするとされる．陽性例は挙上側の骨盤部に疼痛を感じる．

骨盤底筋の骨盤輪の安定性に対する低下，体幹から下肢への荷重能力の低下を意味するとされる[1)]．

筆者の経験では患側が重いと訴えることが多い．

3.2　他動下肢伸展挙上テスト

ラセーグ氏テストである．坐骨神経痛のみでなく，挙上時の抵抗感をみる．

疼痛側に抵抗感があることが多い．

慢性の腰痛（骨盤痛）では通常このテストの左右差は軽度であり，放散痛は認めない．

テストによる疼痛部位は殿部，大腿外側に限局し，椎間板ヘルニアの症状とは明らかに異なる臨床所見を呈している．したがって骨盤・股関節周辺部の随意筋群および軟部組織の平滑筋群のスパスムによるものであろうと考えている．

ハムストリングの拘縮とは鑑別しなければならない．女性の腰痛（骨盤痛）では下肢の筋力低下，知覚障害，アキレス腱反射の低下を認めるため，椎間板ヘルニアの診断のもとにヘルニア摘出術をうけたり，手術をすすめられている症例もみられる．

とくに下肢症状が増加する中年期後の女性では筋骨格性骨盤痛を念頭に鑑別診断を慎重に行うことを強調したい．

3.3　スランプ　テスト（slump test）

端座位で行う頸椎屈曲位で下肢の伸展を行う．Fuentes-Marquez は女性慢性骨盤痛の患者で有意差を認めている[11)]．

3.2　Faber テスト

重要なテストで関節可動域の項で詳述する．

3.3 Fadir テスト

膝関節 90 度屈曲位，股関節最大屈曲による内転の有無，左右差を確認する．

股関節の impingement では他動 Fadir テストが陽性に出るいう[32)]

筆者の経験では女性の腰痛（骨盤痛）を訴える患者のほとんどは本テストは陰性であったが，King は反対に内旋制限を認めると述べている（図とは一致しないため外旋の誤記か）[19)]．

3.4 Newton テスト変法

背側から仙腸関節にそって手掌尺側で圧迫する．

村上は患側の仙腸関節を直接圧迫を加える手技を Newton テスト変法として仙腸関節障害の診断に適用し，疼痛の誘発率は高いとされる[26)]．

筆者の経験では少ないため，病像が異なることが推定される．

3.5 Gaenslen テスト

1 側の股関節最大屈曲，他側の股関節伸展位による仙腸関節部の疼痛を誘発する．

村上も述べているように，テストとしては煩雑であるため筆者は行っていない[36]．

また Meritz は慢性骨盤痛について対照との間に差異を認めていない[21]．

3.6 Carnett テスト

前述のように骨盤内臓器と腹壁からの疼痛を鑑別する．腹部瘢痕がある症例に施行している．

慢性骨盤痛の患者について対照との間に有意差を認めるとする報告がある[38]．

3.7　Thomas テスト

股関節屈筋，膝伸展筋（大腿直筋）の短縮を検索する．

筆者の調査では拘縮は高齢者に高率に見られ，非対称性を示す例が多い．

Pastore によれば骨盤後傾，腸腰筋の緊張亢進と短縮，大腿直筋，骨盤下腿筋群の拘縮，非対称性は女性の慢性骨盤痛では一般的とされる[31]．

以上の疼痛誘発テストの中で，筆者の経験では Faber テスト，Thomas テストを除いて陽性率はあまり高くない．後述のように非対称性を示す Faber テストの陽性率は高く，本テストの改善は腰痛（骨盤痛）をはじめ全身への影響が大きいため，必ず実施して確認していただきたい．

4. 神経症状

神経学的所見は自覚症状の下肢の疼痛，しびれ感，脱力感，脱力による転倒，捻挫の既往などと関連しているため十分に把握する必要がある（図 4 - 8）[47]．

4.1 反射異常

アキレス腱反射の左右差は Faber テスト陽性側にアキレス腱反射の減弱がみられる傾向にある．

膝蓋腱反射は左右差がないか，高年期以降はアキレス腱反射とともに消失していることが多い．

アキレス腱反射は，患側が低下している例が見られる[47]．

筋筋膜性障害によるアキレス腱反射の低下（消失）はヒラメ筋における活動性のトリガーポイントによるとされる[50]．

4.2 知覚障害

一部には片側下肢全体さらには上胸部・上腹部にまで及ぶものもあり，大腿部より上部に知覚障害を呈する例は中年期女性の約 25%におよぶ（表 4 - 1）[47]．

患側，Faber テスト陽性側に知覚鈍麻がやや多い傾向にあるが，逆に知覚過敏，知覚異常もあり，皮膚の脊髄分節と一致しない例が多い．

したがって Faber テストの陽性側との一致率は筋力低下に比べて低い[47]．

このように神経学的に不可解な症状のように見えるが，自律神経系の障害ではしばしば認められる事実である．これらの事実は自律神経系，錘体路・錘体外路系が相互に関連を有しており，先述の症状の片側

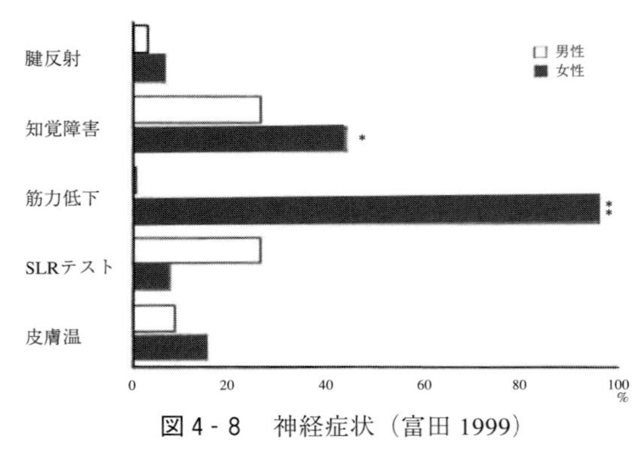

図4-8　神経症状（富田 1999）

表4-1　知覚障害部位（富田 1999）

	足部	下腿部	大腿部	腹部・胸部
中年期	28 (45.9)	18 (29.5)	9 (14.8)	6 (9.8)
高年期	30 (55.6)	21 (38.9)	3 (5.6)	0 (0.0)

性の出現に影響をもつことを示唆している[46].

とくに高年期，老年期患者の知覚検査は煩雑であり，要領を得ないことが多いため筆者は神経疾患との鑑別以外はスクリーニングとしては省略している.

4.3 筋力低下

4.3.1 体幹筋

体幹，下肢の筋力低下，すなわち腹筋や股関節伸展筋，外転筋（Trendelenburg 症状），骨盤底筋の筋力低下が挙げられる（図4-2）[30].

徒手筋力テストでは差異がでにくい骨盤・大腿筋群の筋力などは，坐位または仰臥位で下肢伸展位で挙上せしめると患側が低下する（active straight leg raising test）. テスト時に自覚的にも「重い」「痛い」「だるい」などの症状を訴えることがある. または立位で片脚跳躍（unipodal hopping）で負荷をかけると明らかになる症例もある[47].

4.3.2 末梢筋

末梢の筋群では筋力テストでは患側の長母指伸筋，長指伸筋，長母指屈筋の筋力低下が最も多い（図4-9）.

特に長母指伸筋の筋力低下は90%を越えるため中高年女性の腰痛（骨盤痛）のきわめて重要な所見である.

またFaberテストの陽性側との一致率は高い. しかしながら反対側に非対称性の筋力低下をともなう例も存在し，治療経過中に筋力低下がFaberテストとともに対側に移動する例もある[47].

いずれもFaberテストの陰性化，改善とともに筋力が回復するため，治療上も重要と考える.

筋力の低下は「何でもないところでつまずく」「布団や絨毯に足をとられやすい」など「自分では足をあげたつもり」なのに転倒しやすく，打撲，捻挫，骨折の既往をもつ患者をよくみかける.

また原因は明らかではないが単なる筋力低下というよりも，「階段を踏み外す」「靴にうまく足が入らない」などの訴えのように，下肢の運動調節機能の障害と思われる症例もある. したがって知覚障害よりも筋力低下の出現率が高いこと，知覚障害が多彩であること，筋力低下も経過中反対側への移動があることなどの事実は末梢神経に対する単なる機械的圧迫とは異なる発症機転を想定させるものである.

一般に男性でも腰椎，股関節の運動痛，運動制限を認める例が見られるが，下肢の筋力低下を認めることはきわめて少ない. 筆者は股関節痛を訴える慢性前立腺炎患者に腰椎の伸展時痛と伸展制限，Faberテス

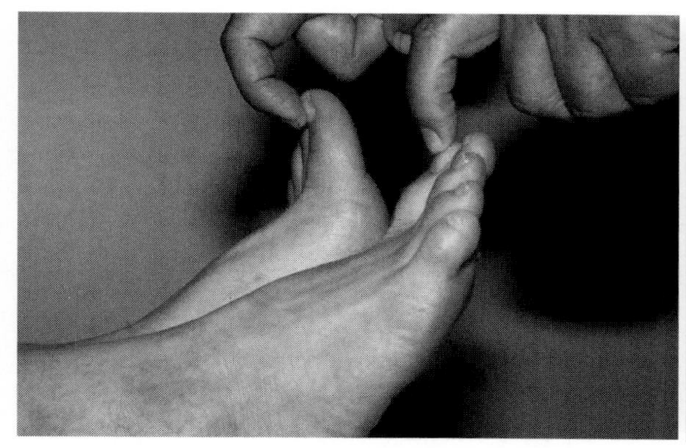

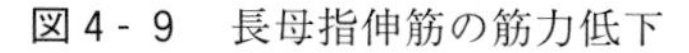

図4-9　長母指伸筋の筋力低下

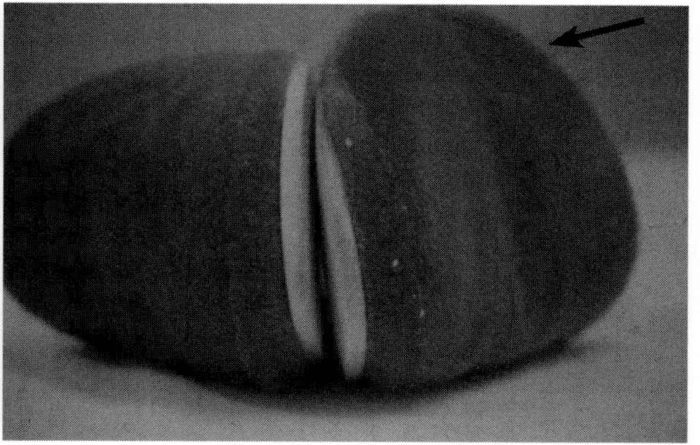

図4-10　スリッパの変形
「症状が軽快したらいつものスリッパが履けなくなった」

ト陽性，長母指伸筋の筋力低下を認め，股関節可動域の改善により筋力も回復した例を経験している．

前述の水井らの報告にある前立腺炎における股関節の運動障害と同様に，骨盤腔内の器質的，機能的障害により女性の腰痛（骨盤痛）と類似の機転で可逆的な筋力低下を呈したものと思われる．筋力低下が著明な例では，長母指伸筋の筋力低下のため片側性に母指が軽度の底屈位をとることがある．しかしながら筋萎縮を認める例はなく，そのような症例では他の神経疾患を想定して精査を行うべきである．

履き物の爪先が片側性に磨耗していて「つまずきやすい」とする自覚症状を裏付けていることもあるので，できれば履きふるした靴のチェックを行う（図4-10）．

文献的に多くは大腿の症状までであるが，筆者の経験では足指まで多彩な自他覚症状を呈することが多い．女性の下腹部痛のみでなく腰痛（骨盤痛）にともなう下肢症状を含めて筋骨格性骨盤痛とすることを提唱したい[47]．

トリガーポイントにより筋力の低下，可動域の低下，易疲労性などがもたらされる．

Travellによれば筋力の低下は運動抑制反射によるもので，筋萎縮をともなわないのが特徴とされる[50]．

たしかに筆者の経験でも病歴は長く，長母指伸筋の筋力低下は長く続いたことが想定される症例でも下腿の筋萎縮が見られない．

Yilmazは男性の慢性骨盤痛において足指開排運動障害を認め，下肢の末梢神経の欠損，脊髄の異常が骨盤底筋の疼痛の原因をなすとしている．また本症に見られる足指開排運動（S_2 屈曲／伸展，S_3 外転）の障害は脛骨神経の支配（$S_{2\text{-}3}$）で，骨盤底筋と足の内在筋（foot intrinsic muscle）は共通の神経支配下にある．

仙髄内でも隣接するが，中枢神経における下肢と骨盤機能の隣接を示すという[53]．上述のように慢性的な経過をとりながら筋萎縮が見られぬこと，症状が可逆的で股関節の運動障害と関係することから器質的な変化とは考えにくい．筆者は中枢神経を介する反射または自律神経反射を想定している．

鍼灸医学の古典「霊枢（経筋篇）」には「その病は，足の大指支し，内踝痛み，転筋して痛む．膝の内輔骨痛み，陰股皮髀に引きて痛み，陰器紐痛し・・・・」（足の太陰経筋）「その病は，足の大指支して内果の前痛み，内輔痛み，陰股痛み，転筋す．陰器用いられず」（足の厥陰経筋）とある（図4-11）．

「陰器用いられず」は男性のEDのみでなく女性の性交痛をふくむとされる．また足の少陰経筋には「・・・・内にあるものは仰ぐことあたわず」とあるのは腰椎の伸展時痛，伸展制限を表すのであろう．

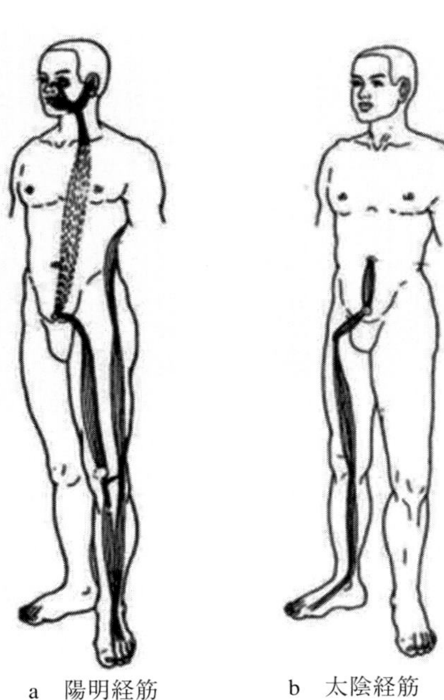

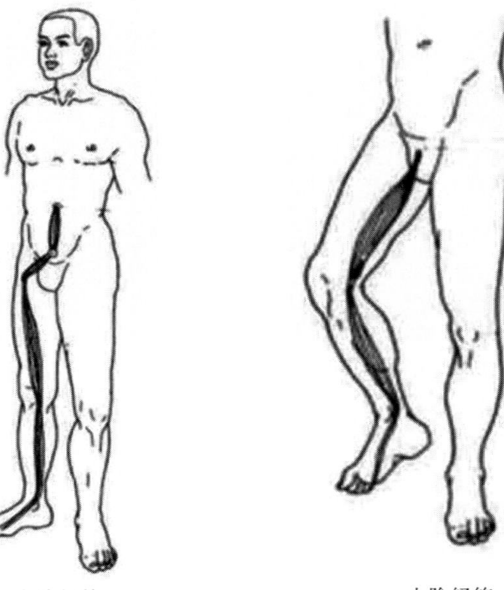

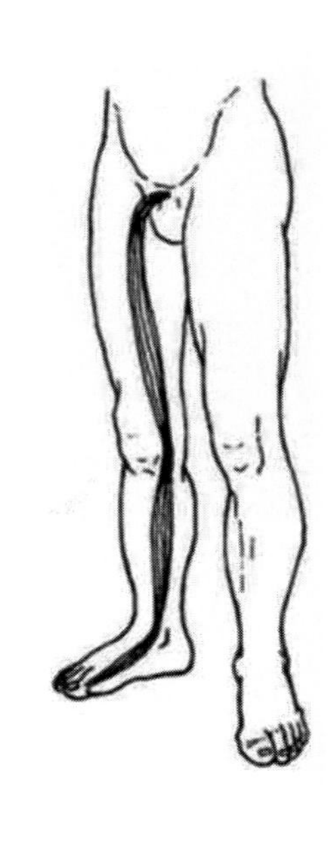

a　陽明経筋　　b　太陰経筋　　c　小陰経筋　　d　厥陰経筋

図 4 - 11　足の経筋

（富田 2003）

その他女性の腰痛（骨盤痛）に多い「足がつる」（転筋）といった症状の記述もみられる．

詳しくは拙著「経筋療法」を参照されたい[48]．

とくに足の陰経の症状は筋骨格系と骨盤臓器との関係を述べたものであろう．

古人がすでに筋骨格性骨盤痛について記述していることに驚嘆する．

5.　関節可動域

5.1　腰椎

筆者の経験では脊椎の運動性は急性増悪を除き，伸展に際して運動痛，運動制限がみられるのが大きな特徴で，自覚症状とも一致している．疼痛を回避して腰椎の前弯を防ぐためにこのような姿勢を保持しているものとみられる（図 4 - 1）[47]．

伸展に回旋を加えると非対称的に疼痛・運動制限がみられる．Chaitow によれば 55 歳以上の腰痛（骨盤痛）の病歴をもつ患者に一般にみられるとされる[5]．

Mieritz も筋骨格性骨盤痛の女性に腰椎の屈曲よりも伸展，側屈に際して疼痛や運動制限が有意に高かったことを報告している[21]．

慢性骨盤痛の患者は全体的に坐位，立位，歩行などの動作に特徴があり，協調運動の障害があるとされている[14]．Montenegro らは背側の筋短縮（ハムストリングを含む）を見るために指床間距離は重要であると述べている[23]．先述のようにかなりの疼痛を訴えていても急性増悪期を除いて屈曲は良好で，指床間距離が 0 以上である例は多い（図 4 -12）．重量物の運搬，長時間の立位，ハイヒール使用（骨盤前傾）などでの疼痛の増強も強制された腰椎伸展による痛みと関連していると考えている[3]．

また伸展時の下肢への神経根刺激症状のような放散痛を中高年女性の腰痛（骨盤痛）で時に見ることがあり，先述の伸展に回旋を加えると出現しやすい（Kemp 徴候）．

他の神経根症状を呈する腰椎疾患との鑑別が必要である．

しかしながら症状の軽快とともに神経症状が消失することが多い，

筆者の経験では若年期女性の難治性の腰痛（骨盤痛）は中高年・老年期女性のそれと他覚的にほとんど類似している．思春期の中学生などもときに腰痛（骨盤痛）を訴えて受診し，同様な症状を呈している．

初潮，月経困難症などの身体上の変化は，性ホルモンを介しての自律神経の影響によるものであろう．

しかしながら先述のように，欧米の報告では上部脊椎の後弯，腰椎の前弯増強を「典型的な慢性骨盤痛の姿勢」としている[3) 23) 30)]，

典型的な慢性骨盤痛の肢位として骨盤前傾により屈曲障害が多いとする報告もある．

筆者の経験ではこれに反して一般には屈曲は良好であり，相当の苦痛を訴える例でも腰椎屈曲（股関節屈曲）に際して手掌が完全に床上につく例は珍しくない（図4 - 12）．屈曲時痛を訴える例では中腰での痛みと間違えられやすいので注意を要する．

5.2　頸椎

頸椎においては側屈時の運動痛，運動制限が最も多く，次いで伸展時痛，伸展制限も多い（図4- 13）．

伸展時痛や伸展制限は中高年女性では男性に比べて頻度の差異を認めないが，男性（あまり疼痛を訴えない）よりも疼痛や運動制限が著しい例が多い．また腰痛（骨盤痛）の症状が重症例に頸椎の伸展時痛，伸展制限が多い傾向にある[47]．

なかには男性のように疼痛は訴えないが治療により軽快すると症状が軽くなったという．

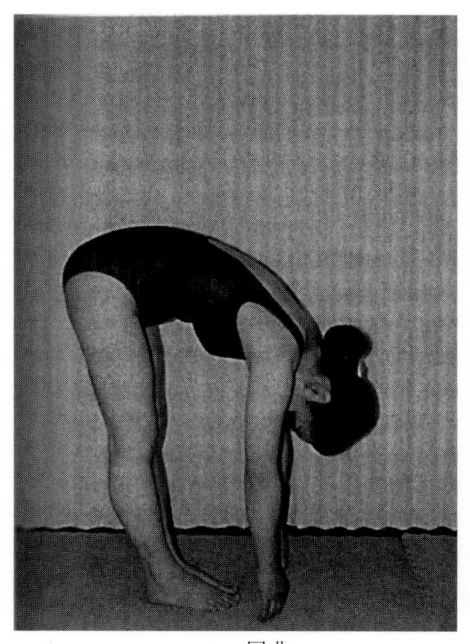

a　屈曲

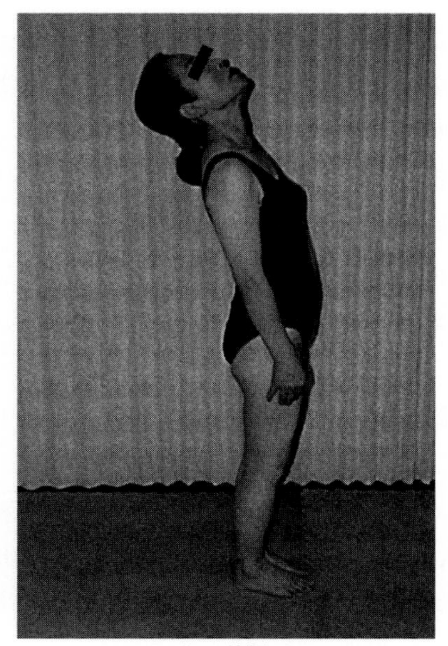

b　伸展

図4－12　腰椎運動

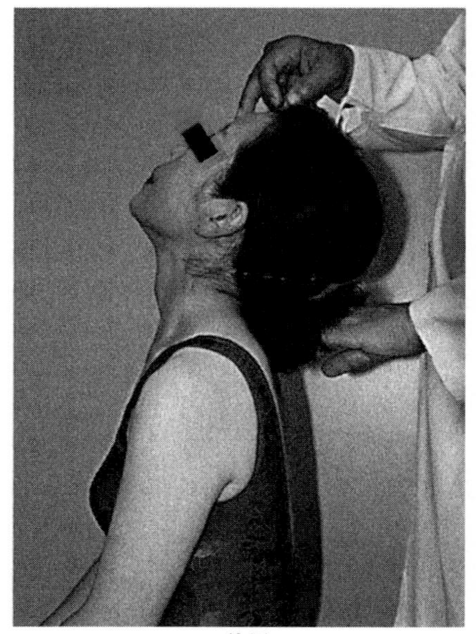

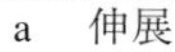

a　伸展

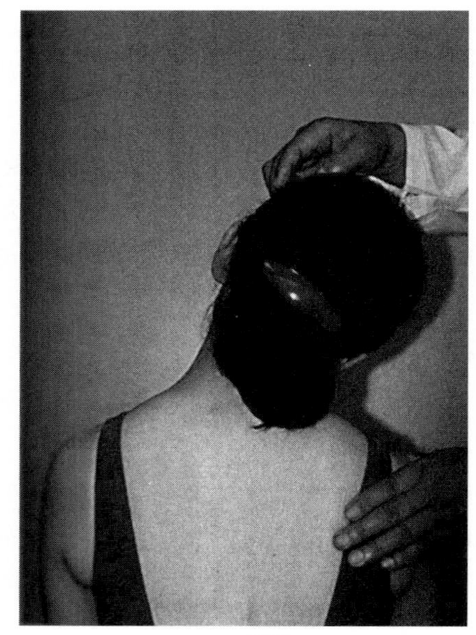

b　側屈

図 4 - 13　頚椎運動

頚椎過伸展試験（Jackson テスト）などの椎間孔圧迫試験が出現して上肢の神経根刺激症状をともなう例もあるので注意したい．いわゆる神経根刺激症状は必ずしも神経根への直接の機械的刺激のみではないことに注目したい．

5.3　肩関節

ほぼ対称的に両側の肩関節の屈曲，水平伸展時に運動痛，運動制限をともなっている例が多い．

頚椎の運動性とともに肩こりの他覚的所見をなしているものと思われる．

慢性骨盤痛の典型例では肩胛帯筋，頚筋が不安と緊張のため亢進し，呼吸補助筋を使用して高位での胸式呼吸が行われているとされる[15]．

ただし肩関節周囲炎（五十肩）を合併している症例は稀でなく，肩関節周辺の疼痛や他動運動に左右差を認める例では肩関節の精査を行う必要がある．

肩関節周囲炎（五十肩）は一般に患側に多くみられる傾向にある[46]．

多くは疼痛側の回旋制限をともない，緊張性頚反射を利用してリラクセーションとストレッチングを行うとよい（図 7 - 5 c,e）．

高齢者では頚椎側屈，肩関節屈曲などの可動域は一般に低下し，疼痛をともなわないことが多い．

他動運動により弾性が乏しい抵抗感があり，スパスムと異なり拘縮を推定させ，治療にも抵抗する．脊椎後弯のため肩関節の可動域は減少して拘縮に移行したのであろう．

前記のように慢性骨盤痛の患者に棘上筋，棘下筋の異常を認めるとする報告もある[7]．

中高年女性の腰痛（骨盤痛）患者の多くが肩こりを訴えており，これらの頚椎，肩関節における症状はその他覚的な所見と考えられる．

事実，腰痛（骨盤痛）症状の軽快により可動域は改善されることが多い．

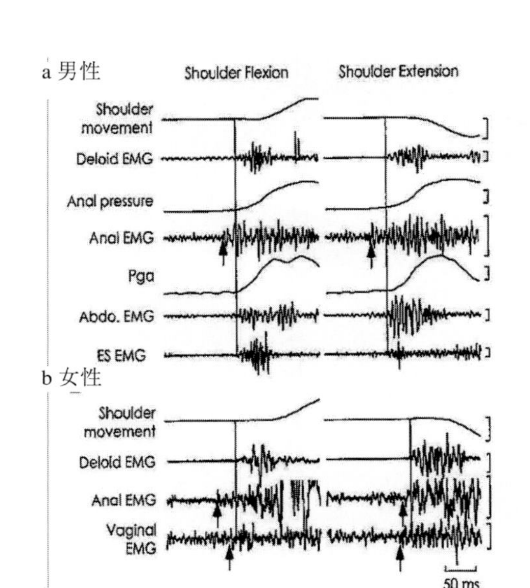

図4 - 14　上肢（三角筋）と骨盤底筋の筋活動
（Hodges 2007）

Montenegro らは慢性骨盤痛の患者に頸椎前弯の増強，肩胛骨の左右差を対照との間に有意差を認め，上半身と関係する全身的な異常であるとしている[24].

Hodges らは筋電図学的に上肢の挙上に際し三角筋の筋活動に先行して骨盤底筋が活動することを認めている（図4 - 14）. 上肢の運動に限らず重心の移動，腹筋の活動などで常に活動しているものと思われる.

ここに骨盤底筋の全身への影響が現れているのであろう.

中国の最古の医学書とされる「素問」（厥論篇）には「前陰は宗筋の聚るところ」とされ，同じく「霊枢」（経筋篇）では足の陽明経筋，足の三陰経筋（太陰，少陰，厥陰）は陰器に聚るとされている（図4 - 11）[27) 28)].

古人は骨盤底筋と全身の筋活動との関係をこのように捉えていたのであろうか，驚嘆する.

5.4　骨盤・股関節

5.4.1　仙腸関節

女性は妊娠，出産，外傷，炎症の影響を仙腸関節，恥骨結合に受けやすいため骨盤輪不安定症，仙腸関節炎（症）などの疾患を起こしやすいとされる.

また周知のように変形性股関節症の発生率も女性に高いことから，前述の疼痛誘発テストは鑑別のためにも欠かすことはできない.

したがって中高年女性に限らず女性の腰痛（骨盤痛）の診療に際して，股関節の屈曲，外転，外旋，伸展負荷を行う Faber テスト（Flexion Abduction External Rotation Extension, Patrick 氏テスト）は重要である.

非対称性の Faber テストはほぼ全例に出現し，足の長母指伸筋の筋力の低下とともに，中高年女性の腰痛（骨盤痛）のきわめて重要な特徴をなす（図4 -15).

考案者の Patrick は股関節障害のテストとしているが，仙腸関節とのかかわりも大きいものと思われる.

Mieritz, Nevillle らは慢性骨盤痛の診断において骨盤底筋の圧痛，Gaenslen テストとともに Faber テストを重要症状として位置づけている[21) 30)]. 村上も仙腸関節障害において本テストが高率に認められることを述べている[26]. これに対して Tu らは慢性骨盤痛における股関節の運動制限は稀であるとしている[51].

村上のいう仙腸関節障害と女性の腰痛（骨盤痛）は加齢により増加して女性に多いこと，部位的に仙腸関節周辺部にあり，脊髄分節に一致しない知覚障害，圧痛部位や Faber テストの高率出現などきわめて類似しており鑑別診断上は問題となろう.

仙腸関節障害との鑑別は全身性の訴えと頸椎・肩関節の運動痛・運動制限，長母指伸筋の筋力低下（症状の軽快とともに消失しやすい），骨盤底筋の圧痛がみられることなどが相違点と思われる.

変形性股関節症との鑑別は容易であり，Faber テスト以外の屈曲，外転，内旋などの可動域制限がみられる. 骨盤輪不安定症と同じように最終的には画像診断となる.

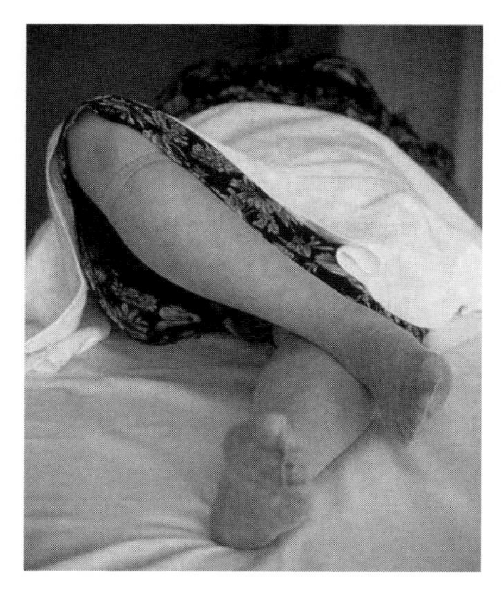

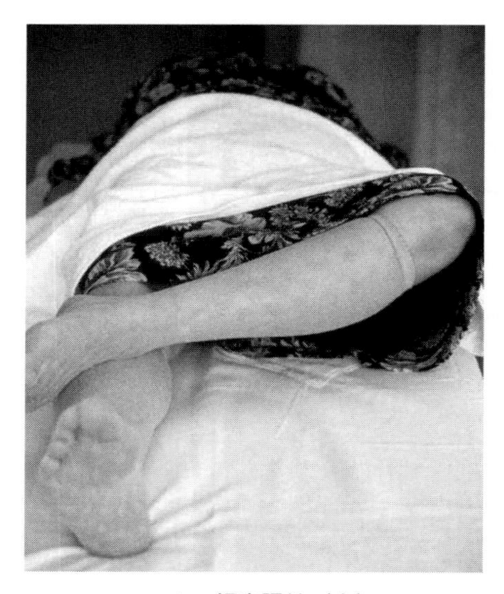

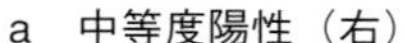

a　中等度陽性（右）　　　b　軽度陽性（左）

図 4 - 15　Faber テスト

Faber テストは一般に片側性を示し左側に多くみられ[21]，症状が著明な例では相対的に患側に強く，両側に出現していることが多い．

テストに際し，腰・殿部，鼠径部，内転筋部，大腿外側，膝関節部に疼痛を訴える．疼痛部位は後述の治療点にもなるので，該部の硬結，圧痛を確認することにしている．

高齢化すると拘縮となり，ストレッチングなどの治療に抵抗する．

女性は男性と異なり日常生活上，胡坐（あぐら）の習慣がないため，運動制限に気づかず，とくに訴えない場合が多い．注意深く聞くと「一方向にしか横坐りができない（足が組めない）」「ヨーガなどの運動時に皆とおなじように足が広がらない」などの訴えを持っていることがある（図 4 - 3）．

治療経過上も本症状が軽度でも残存する場合は，腰痛（骨盤痛）などの他の自・他覚症状も残存する傾向にある[47]．筆者は仙腸関節障害が可動性に乏しく，画像診断が限定的であること，因果関係を明らかにする他覚的なテストが確立されていないこと（各種の疼痛誘発テストも周辺の軟部組織に障害があれば陽性となる可能性が高い．Faber テストが骨盤底筋障害で高率に出現するように），関節内ブロックの効果が一定しないこと（関節外ブロックが効果的）[26] などの理由で現段階では仙腸関節障害については未だ解明の余地があると考えている[29]．

5.4.2 恥骨結合

骨盤輪不安定症についても 40 歳以下の若年者に多く，腰椎の運動性は良好である．

Faber テスト以外の骨盤負荷試験の陽性率が高く，下肢の神経症状はみられないなど，鑑別診断は可能と考える．最終的には画像診断となろう[43]．

しかしながら恥骨結合の不安定性と腰痛（骨盤痛）との関係については，筆者の経験では若年層に多いこと，加齢により腰痛（骨盤痛）が増加するが，X 線写真上の不安定性が減少すること（第 5 章），から筆者が対象とする慢性骨盤痛とは別の疾患と考えている[47]．

5.4.3　股関節

女性は時に一次性または二次性の変形性股関節症の症例をみることがある．

軽症例は注意を要する．

臨床的にはFaberテスト以外の股関節の運動制限（屈曲，外転，内旋など）をともなうことで鑑別は可能であり，最終的にはX線診断となる．中には腰椎伸展時痛，伸展制限，筋力低下，知覚障害，下腹部の圧痛などの慢性骨盤痛に多い身体的所見をともなっている例もある．

慢性骨盤痛や類似の疾患におけるFaberテスト以外の股関節運動についての報告はないが，水井らは前立腺炎において股関節の外転，外旋時痛，運動制限を認めている[22]．

股関節疾患が腰痛（骨盤痛）由来の疼痛を示すことがあり，菊地はMacnabのhip-spine syndromeを紹介している[18]．股関節に変性所見が認められていても疼痛のすべてが股関節に由来しているとは限らず，腰仙椎部神経根が関与している症例があるという．

筆者も股関節に変性所見が認められる症例で骨盤底筋の治療でほとんど疼痛が消失したり，一時的な軽快しか得られなかったりした経験がある．

股関節の変性所見，腰椎神経根，骨盤底筋からの疼痛が単独，相互の関連により引きおこされているためであろう．Fadirテストに関しては筆者の経験では陽性例は少ないが，前記のようにKingは両側性または片側性に認めている[19]．腰椎前弯，骨盤の前傾による腸腰筋の短縮（股関節屈曲）は前述のThomasテストにより確認する．さらにKingは慢性骨盤痛の患者に腸腰筋の短縮，腰椎の屈曲制限，腹筋の筋力低下を報告している[19]．

5.5　膝関節

筆者の経験でも腰痛（骨盤痛）を訴える女性は膝関節痛をともなうことが多いが，自覚症状がなくても，膝関節の軽度の可動域制限をともなっている症例が多い（図4 - 16）．

疼痛は大腿骨内顆周辺部が多いが，股関節と同じ閉鎖神経による神経支配のためか疼痛側に多いが，反対側に疼痛を訴える例もある．

ほとんどの症例で疼痛を訴えなくても他動的屈曲運動に際して屈曲制限を示す[47), 48)]．

男性では筋肉の発達によるものと思われる屈曲制限が多く見られるが疼痛は少ない．

ときに変形性膝関節症を合併している症例が見られることがあるため必ずチェックする．

腹臥位で二関節筋である大腿直筋の影響を受けやすくして検索するとわずかなスパスム・拘縮も検出が可能である（図4 - 16）．

Faberテストの陰性化により膝関節の可動域も改善され，逆に膝関節の可動域の改善は股関節運動の改善につながるため相互に密接な関係が存在するものと思われる（第7章）．

前記のように，自覚的に膝関節に症状を訴えなくても可動域の非対称的制限を認める例は多い．

殿踵間距離が15～20cm離れていても正座は可能で，膝関節痛を訴えない症例もある．

Bakerは疼痛を感じていなくても軟骨破壊や筋緊張は存在していると述べている[3)]．

Itoらは膝関節痛より腰痛が先行する事実を報告しており，膝関節痛を訴えない腰痛（骨盤痛）患者に屈曲制限が出現している事実を裏付けていると考える[17)]．

このため，筆者は早期に発見してリラクセーションや運動療法へ指導して変形性関節症への進行を阻止

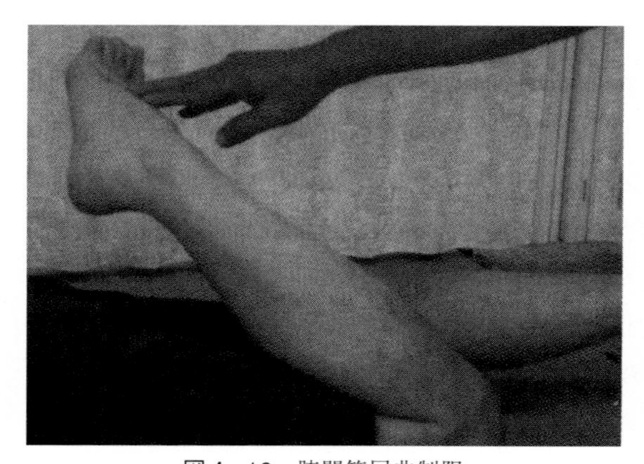

図4 - 16　膝関節屈曲制限

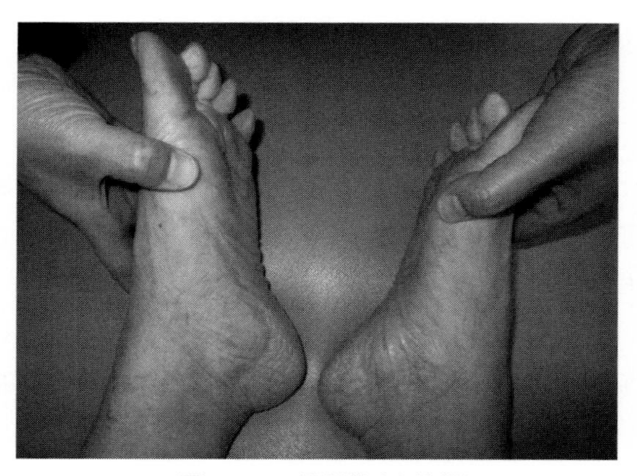

図4 - 17　足関節内反制限

するべきであると考える[3)].

変形性膝関節症についても hip-spine syndrome と同じように腰痛（骨盤痛），膝関節痛には単独，複数，相互に関連して原因が存在するのであろう．膝関節内側の疼痛は多いが大腿前側から内側へかけての疼痛は腰椎神経根障害にみられるとされる．このため菊地はルーチンの検査に膝関節を含めるべきとしている[18)].

合併すると腰椎前弯の減少，膝関節屈曲変形が認められるいう[18)].

日本人には knee-spine syndrome（菊地の仮称）のほうが多いと思われる．

膝 - 腰椎だけでなく膝 - 骨盤底筋からの疼痛刺激も考えられる．

5.6　足関節

足関節はなぜか Faber テスト陰性側に内反（外反）制限をともなう例が多い（図 4-17）．

内反制限の改善により反対側である陽性側の Faber テストも消失するため，相互に関係しているものと考える．したがって骨盤から足部にかけて広範にスパスムが存在しており，下肢の多彩な訴えの原因になっているものと推定される．

6.　自律神経症状

トリガーポイントは易刺激性で，硬結を触れ，知覚異常，運動障害とともに全身の自律神経症状（冷感，発汗，眩暈，耳鳴り，心悸亢進，鼻汁，流涙，唾液の過剰分泌，鳥肌，紅斑）を呈するとされる[31) 50)].

皮膚色の変化（皮膚内臓反射，微小血管の圧迫による萎縮，触診による皮膚紋画症），温度，弾力性，硬度・厚み，瘢痕，移動性（組織層間の移動）などの身体的所見の検索をすすめている．

皮膚や爪の変化は自律神経の障害として出現するとされる[31)].

Mieritz も骨盤における筋骨格性の障害は骨盤内臓器を支配する自律神経を傷害し，したがって臓器への血液供給に影響すると述べている[21)].

自律神経症状は全身症状として出現する傾向にあり，個々の部分症状も関与しているものと思わる．

たとえば筋緊張による可動性の低下も，随意筋のみでなく皮下組織の毛細血管，皮脂腺，汗腺など自律神経の支配による平滑筋の緊張による影響も考慮に入れるべきであろう[47)].

いわば腰痛（骨盤痛）は全身症状の中の主要な側面ではあるが，一部分症状としての把握が必要ではないだろうか．Faubion も個々の症状ではなく全体的な症状の複合体として注目するように述べている[9]．

多忙なプライマリ・ケアに携わる臨床医としては，煩雑ではあるが簡便化した方法で全身的な患者把握が求められている．

7.　精神症状

前章で述べたように，不眠，抑うつ，イライラ感，易疲労性，倦怠感などの非特異的な精神症状は慢性の腰痛（骨盤痛）と関係が深いとされる．

筆者の経験では身体症状でもある易疲労性，倦怠感などはこれまで述べたように全身の筋緊張の亢進と関連しており，治療におけるリラクセーションが重要な課題となっている慢性骨盤痛とうつ，不安，睡眠障害に関して有意の差を認める報告がなされている[2) 11)]．各専門領域の報告を参照されたい[42)]．

DSM-4 における「身体表現性障害」が DSM-5 では「身体症状症および関連症群（somatic symptom and related disorders）」と改められた．「身体症状症および関連症群」は共通の特徴として意味のある苦痛と機能障害に関連する身体症状の顕在化であり，身体症状症は身体症状について医学的な説明の可否を問わないとされる[42)]．

DSM- 4 における身体化障害，疼痛性障害は身体症状症へ，心気症は病気不安症へと改訂されている．

「身体症状症および関連症群」は精神科よりも一般医療機関を受診することが一般的とされる．

このためプライマリ・ケアに携わる臨床医もこれらの精神科領域の知識が要求されている．

筆者は経験，知識に乏しいため高橋の著書から引用する．

身体症状症（somatic symptom disorder）：身体症状や健康への懸念に関連した過度な思考，感情，行動を特徴とする．

A．一つまたはそれ以上の，苦痛を伴う，または日常生活に意味のある混乱を引きおこす身体症状

B．身体症状，またはそれに伴う健康への懸念に関連した過度な思考，感情，または行動で以下のうち少なくとも１つによって顕在化する．

(1) 自分の症状の深刻さについての不釣り合いかつ持続する思考

(2) 健康または症状についての持続する強い不安

(3) これらの症状または健康に費やされる過度の時間と労力

身体症状症は抑うつや不安を合併する比率が高く，高齢者では抑うつ障害との併存は一般的とされる[42)]．

心身症は身体疾患の中で，その発症や経過に心理社会的因子が密接に関与し，器質的ないし機能的障害が認められる病態とされる（日本心身医学会）．

「身体症状症および関連症群」の診断のカテゴリーのなかに「他の医学的疾患に影響する心理的要因（症状や疾患が心理的または行動的要因によって好ましくない影響を受ける疾患）」として新たに追加され，その中に心身症が含まれるようになった．身体症状症は女性の有病率が高い傾向にあるとされる[54)]．

不定愁訴や心身症として対応されてきた女性の腰痛（骨盤痛）や肩こりなどは深く関係していると考えられる．同時に上述の多彩な身体的症状の改善への努力がプライマリ・ケアに携わる医師に求められ，その改善が精神的症状の軽症化へつながることは当然と言えよう．

まとめ

1． 慢性痩痛性疾患は平滑筋のスパスムをふくめ筋緊張を亢進，痩痛，違和感をともなった関節可動域の制限を認める．

2． 慢性腰痛（骨盤痛）においてとくに女性は自覚症状に一致して全身的に多彩な身体的症状を示しており，不定愁訴として対応することは患者との信頼関係を築く上で避けるべきである．

3． 身体的所見としては肢位の非対称性，圧痛点，トリガーポイントの存在，関節可動域の制限（非対称性），神経学的所見などである．

4． 可動域の制限としては全身性であるが，腰椎伸展制限，Faber テストの非対称性が特徴的である．

5． 神経学的所見としては非対称性の長母指伸筋をはじめとする足部の筋力の低下，知覚障害，腱反射の非対称性を認め，自覚的な下肢症状を裏づけていると考える．

5.1 とくに片側の長母指伸筋（足指）の筋力低下は高率に認められ，転倒の原因ともなるため必ずチェックする必要がある．女性が圧倒的に多い．

5.2 腱反射の非対称性や知覚障害は筋力低下より少なく，皮膚分節に一致しない知覚障害が見られる．

5.3 これらの症状は特定部位における圧迫などの神経障害とは考えにくく，全身性や可逆性であることから自律神経系，中枢神経系の関与が想定される．

文献

1） Apte G, Nelson P, Brismee' JM et al: Chronic female pelvic pain − part 1: clinical pathoanatomy and examination of the pelvic region. Pain Practice 12: 88-110, 2012

2） Ayorinde AA, Macfarlane GJ, Saraswat L, Bhattacharya S: Chronic pelvic pain in women: an epidemiological perspective. Women's Health 11: 851-864, 2015

3） Baker PK: Musculoskeletal origins of chronic pelvic pain .Diagnosis and treatment. Obstet Gynecol Clin North Am. 20: 719-742, 1993

4） Brügger A: : Les syndromes vertebraux, radiculaires et pseudoradiculaires Ⅱ .Documenta Geigy, Basel, Acta Rheum 19: 13-109, 1962

5） Chaitow LC, Jones RL:Chronic Pelvic Pain and Dysfuntion. Practical Physicall Medicine. Charchill Livingstone, Elsevier, 2012

6） Chelimsky GG, Yang S, Sanses T et al: Autonomic neurophysiologic implications of disorders comorbid with bladder pain syndrome vs myofascial pelvic pain. Neurourol Urodyn. 38: 1370-1377, 2019

7） Doggweiler- Wiygul R,Wiygul JP: Interstitial cystitis, pelvic pain, and the relationship to myofascial pain and dysfunction. a report on four patients. World J Urol. 20: 310-314, 2002

8） Doggweiler-Wiygul R: Urologic myofascial pain syndromes. Current Pain and Headache Reports 8: 445-451, 2004

9） Faubion SS, Shuster L, Bharucha AE: Recognition and Management of nonrelaxing pelvic floor dysfunction. Mayo Clin Proc 87 : 187-193 , 2012

10） FitzGerald MP, Kotarinos R: Rehabilitation of the short pelvic floor. Ⅰ: Background and patient evaluation . Int Urogynecol J Pelvic Floor Dysfunct. 14: 261-268, 2003

11）Fuentes-Ma'rquez P, Valenza MC, Cabrera I et al. : Trigger points, pressure pain hyperalgesia, and mechanosensitivity of neural tissue in women with chronic pelvic pain. Pain Medicine 20: 5-13, 2019

12）Gunter J : Chronic pelvic pain : The myofascial component. The Female Patient 29: 9-16, 2004

13）Gyang A, Hartman M, Lamvu G.: Musculoskeletal causes of chronic pelvic pain: what a gynecologist should know. Obstet Gynecol 121 : 645-650, 2013

14）Hanafy HM, El-Refaye GE, Ghareeb HO et al: Effect of manual therapy of extra-pelvic trigger points in chronic pelvic pain women. Med J Cairo Univ 84: 277-284, 2016

15）Haugstad GK et al: Posture, movement patterns, and body awareness in women with chronic pelvic pain. Journal of psychosomatic research. 61: 637-644, 2006

16）Hodges PW, Sapsford R, Pengel LHM: Postural and respiratory functions of the pelvic floor muscles. Neurolog Urodyn 26: 362-371, 2007

17）Ito H, Tomisige S, Tahara Y et al: Low back pain preceeds the developement of new knee pain in the elderly. Arthritis Res Ther 21: 96.dol:1186/s13075-019-1884-0, 2019

18）菊地臣一編：腰痛（第2版）．医学書院，東京，2014

19）King PM, Myers CA, Ling LW et al : Muculoskeletal factors in chronic pelvic pain. J Psychosom Obst Gynecol 12: 87-98 , 2016

20）Meister MR, Sutcliffe S, Ghetti C et al. : Development of standardized, reproducible sreening examination for assessment of pelvic floor myofascial pain. Am J Obstet Gynecol 220: p255, E1-255, E9, 2019

21）Mieritz RM, Thorhauge K, Forman A et al: Musculoskeletal dysfunctions in patients with chronic pelvic pain: a preliminary descriptive survey. J Manip Physiol Ther 39: 616-622, 2016

22）水井伸子ほか：前立腺炎によると思われる股関節痛を主訴とした3症例の検討，臨整外21：951-954, 1986

23）Montenegro MLLS, Vasconcelos ECLM, Candido dos Reis FJ et al: Physical therapy in the management of women with chronic pellvic pain. Int J Clin Pract 62: 263-269, 2008

24）Montenegro M, Mateus-Vasconcelos ECL, Silva JCRE et al: Postural changes in women with chronic pelvic pain: a case control study. BMC Musculoskelet Disord. doi: 10.1186/1471-2474-10-82, 2009

25）Montenegro MLLS, Vasconcelos ECLM, Silva JCRE et al: Importance of pelvic muscle tenderness evaluation in women with chronic pelvic pain. Pain Medicine 11: 224-228, 2010

26）村上栄一：仙腸関節の痛み　－診断のつかない腰痛－　．南江堂，東京，2012

27）南京中医学院教研組編（石田秀美監訳）：現代語訳黄帝内経素問．東洋学術出版社，市川， 1993

28）南京中医学院教研組編（石田秀美監訳）：現代語訳黄帝内経霊枢．東洋学術出版社，市川， 2000

29）Nelson P, Apte G, Justiz R : Chronic pelvic pain － part 2 Differential diagnosis and management. Pain Practice 12: 111-141, 2012

30）Neville CE, Fitzgerald CM, Mallinson T et al: A preliminary report of musculoskeletal dysfunction in female chronic pelvic pain: a blinded study of examination findings. Journal of Bodywork et Movement Therapies 16: 50-56, 2012

31）Pastore EA, Katzman WB: Recognizing myofascial pelvic pain in the female patient with chronic pelvic pain. J Obstet Gynecol Neonatal Nurs 41: 680-691, 2012

32）Prather H, Camacho-Soto A: Musculoskeletal etiologies of pelvic pain. Obstet Gynecol Clin North Am 41: 433-442, 2014

33）Prendergast SA, Weiss JM: Screening for musculoskeletal causes of pelvic pain. Clin Obstet Gynecol 46: 773-782, 2003

34）Sanses TVD, Chelimsky G, McCabe NP et al: The pelvis beyond: Musculoskeletal tender points in women with chronic pelvic pain. Clin J Pain 32: 659-665, 2016

35）Santos FI, Zerra D, Llosa LS et al: Myofascial pain syndrome in the pelvic floor: etiology, mechanism, symptoms, diagnosis, and treatment. Nova Biomechanical Book, 2012

36）Sarton J: Physical therapy for pelvic pain: understanding the musculoskeletal connection. The Female Patient 12: 50-56, 2007

37）Schokaert JA, Renaer M: Contribution a l'etude de la douleur dans la pratique gynecologique. Bull Soc R Belf Gynecol Obstet 24: 147-168, 1954

38）Sedighimehr N: Pelvic musculoskeletal dysfunction in women with and without chronic pelvic pain. J Bodywork and Movement Therappies 22: 92-98, 2018

39）Slocumb JC:Neurological factors in chronic pelvic pain: trigger points and the abdominal pelvic pain syndrome. Am J Obstet Gynecol 149: 536-543, 1984

40）Slocumb JC: Chronic somatic, myofascial neurogenic abdominal pelvic pain. Clin Obstet Gynec 33: 145-154, 1990

41）Symmons DPM, Hemert AM, Vandenbroacke JP et al: A longitudinal study of back pain and radiological changes in the lumbar spines of middle aged women. 1. Clinical findings. Ann Rheum Dis 50: 158-161, 1991

42）高橋三郎，大野　裕監訳：DSM-5 精神疾患の診断・統計マニュアル．医学書院，東京，2014

43）田中宏和：骨盤輪不安定症　－その臨床的・解剖学的研究－．日整会誌 53: 281-294, 1974

44）Taylor HC : Pelvic pain based on a vascular and autonomic nervous system disorder. Am J Obst Gynec 67: 1177-1196. 1954

45）Taylor HC：The syndrome of pelvic pain in women. Aust NZJ Obstet Gynaec 1: 5-16, 1961

46）富田満夫，菅　政和：上肢の疼痛性疾患における stiffness の相関について．整形外科 35: 1745-1749, 1984

47）富田満夫：中高年女性の腰痛．創風社，東京，1999

48）富田満夫：経筋療法．創風社，東京，2003

49）Torstensson T, Butler S, Lindgren A et al: Referred pain patterns provoked on intra-pelvic structures among women with and without chronic pelvic pain: a descriptive study. PLoS One 10: e0119542, 2015

50）Travell JG,Simons DC: Myofascial Pain and Dysfunction: The Trigger Poimt Manual. Lippincott Wiliams & Wilkins, Baltimore, 1999

51）Tu FF, Holt J, Gonzales J et al: Physical therapy evaluatiion of patients with chronic pelvic pain: a controlled study. Am J Obstet Gynecol 198: 272.e1-272.e7. 2008

52）Weiss JM: Chronic pelvic pain and myofascial trigger points. The Pain Clinic 2: 13-18, 2000

53）Yilmaz U, Rothman I, Ciol MA, Yang CC: Toe spreading ability in men with chronic pelvic pain syndrome. BMC Urol 11-17, 2005

54）吉原一文，須藤信行 : 身体症状症，月内誌 107: 1558-1565，2018

第5章　画像検査

主な対象となる筋骨格性骨盤痛は骨盤底筋における緊張亢進と，トリガーポイントの形成にともなう索状硬結と圧痛，痛みを伴う可動域制限が中心である．したがって画像診断，検査所見は基本的には除外診断としての位置づけがなされている[6]．

1.　単純X線

1.1　腰椎

「腰痛ガイドライン」(2012) によればプライマリ・ケアにおけるルーチンの腰椎単純X線撮影の有用性について否定したエビデンスレベルの高い論文が多いとされる[4]．

「腰痛ガイドライン」(2019) においても神経症状をともなわない非特異的腰痛患者に対する初診時の撮影は必ずしも必要ではないとされている[5]．

Symmonsらは経年調査を行って，女性の腰痛の持続とX線上の椎間板の変性の進行とは関係がなかったことを報告している[9]．長総らの調査でも腰痛の有訴者率とX線上の変性所見の程度とは平行せず，明らかな乖離を示している（図1‐3）[3]．

椎間板の狭小化が加齢とともに増加するが，腰痛患者ではより高頻度に認められるとする報告がある[5]．

中高年女性において女性ホルモンの減少が椎間板の狭小化に影響を与えるとする報告もあるが[12]，先述のように単純に腰痛との因果関係には結びつかないであろう．

筆者は疫学の章で述べたように治療効果も含めてX線上の退行性変化と腰痛との関係について否定的見解をもっている[11]．慢性骨盤痛と腰椎のX線上の変化について欧米からの報告も否定的で，除外診断としての位置づけがなされている．

1.2　骨盤

1.2.1　仙腸関節

著者の調査例では中高年女性の腰痛（骨盤痛）患者に恥骨結合の異常可動性，仙腸関節の骨棘形成，骨硬化像などの変化が高率に出現している．これらの諸変化は女性に高率に見られることから，ここに腰痛の原因を求める主張がある．村上は「仙腸関節部の骨硬化像は過去に仙腸関節への負荷が大きかったことを示唆する所見であり，現在の痛みの根拠にはならない」としている[2]．

仙腸関節の硬化像とともに呈示されている骨棘形成についても同じ評価と考える．

1.2.2　恥骨結合

恥骨結合における器質的変化には結核，骨髄炎，恥骨骨炎，外傷性恥骨骨軟骨症，外傷後，産後の恥骨の変化，リュウマチ性変化（強直性脊椎炎など）がある．

しかしながらこれらの器質的変化をともなう疾患は日常診療上はほとんどみられず，女性の腰痛（骨盤痛）

の原因としては例外的であると考える．

これに対して男性と比較して有意に高率に出現するのは恥骨結合の不安定性である．

若年者に多いとされ，ここに腰痛の原因を求める報告がある[7) 8) 10)]．妊娠・出産でおこる骨盤の不安定性により腰痛が発症するとされ，先述のように出産を契機に腰痛を発現する例は筆者の調査でも多い[11)]．

これらは妊娠，出産における黄体ホルモン，レラキシンなどのホルモンおよび出産外傷による靭帯の弛緩状態から腰痛の発現をみるとされている．

しかしながら筆者の調査例では恥骨結合の不安定性を示す中高年女性で妊娠・出産を原因とする女性は少なかった．逆に妊娠・出産を原因とする中高年女性中，恥骨結合の不安定性を示す例は平均出現率より低値を示した[11)]．恥骨結合の不安定性は加齢により減少傾向にあり，加齢とともに増加する腰痛（骨盤痛）とは異なる．中高年女性の腰痛患者の骨盤症状において類似するが,「骨盤輪不安定症」では若年女性に多く，腰椎の運動性は良好で，下肢の神経症状はともなわないとされる[10)]．

したがって中高年女性の腰痛とは臨床上容易に鑑別可能な疾患であると考える．

日常診療上は恥骨結合部の愁訴として受診する例をみることはない．

恥骨結合の不安定性は片脚起立時における恥骨結合の 2mm 以上の離開を異常とする報告がほとんどであるが，いずれの報告も臨床所見との量・反応関係が明らかにされていない．

また加齢とともに恥骨結合の不安定性が減少するのに対して，女性では腰痛者が増加する事実は，中高年女性の腰痛（骨盤痛）と関連が少ないことを意味している．

片脚起立による X 線撮影により腸骨が側方に傾斜してトレンデレンブルグ症状が画像上にも見られる例があり，筋力強化運動の指示が必要となる（図 4 - 2）

2.　MRI，　CT

「腰痛ガイドライン」には「MRI や CT は，早期の感染や癌の診断には単純 X 線写真よりも感受性が高く，危険信号の合併が疑われる場合や神経症状のある患者の画像診断として有用である」としている[5)]．

しかしながら，これらの検査による椎間板や他の異常所見は無症候の患者にも認められるとして，プライマリ・ケアにおける早期の画像検査としては推奨されていない．

近年のランダム化比較試験において，プライマリ・ケア患者に対して腰椎単純 X 線写真から MRI に切り替えることの臨床的影響が分析されている．

「医師と患者は MRI を好むが，プライマリ・ケアにおける X 線所見を用いた評価に代わる MRI は，腰痛患者にとって追加の利益はほとんどなく，しかも治療コストは増加する」と記載されており[4)]，これらの画像検査への否定的見解が述べられている．また椎間板変性の MRI 所見についても「MRI 所見は，無症候患者にも高率に認められており，非特異的腰痛の診断に用いるには限界がある」としている[4)]．「腰痛ガイドライン」(2019）においても少なくともプライマリ・ケアにおいては基本的には同じ立場と理解している．

腰椎変性疾患の MRI 所見で一般に認められる Modic 変化と非特異性腰痛と強い関係があるとする報告があるが，腰痛発症の危険因子に否定的見解もあり議論の余地があるとされる[4)]．

3. 超音波検査

骨盤腔内における器質的疾患を除外するために行う.
前立腺肥大・腫瘍，子宮筋腫，子宮内膜症，卵巣嚢腫，卵巣腫瘍などが対象となる.

まとめ

1. プライマリ・ケアにおいて日常的に頻用されるX線検査は所見と非特異的腰痛の因果関係については確固たるエビデンスがない. 除外診断として位置づけられる.
2. CT，MRIなどの画像検査も異常所見が腰痛の主因であることを特定できるような明確な指標にはなり得ないことが示唆されている.
3. 超音波検査も器質的疾患の除外診断としては有効である.

文献

1）菊地臣一編著：腰痛（第2版）. 医学書院，東京，2014
2）村上栄一：仙腸関節の痛み　－診断のつかない腰痛－　. 南江堂，東京，2012
3）長総義弘ほか：腰痛・下肢痛・膝痛に関する疫学的検討. 整・災外 37: 59-67, 1994
4）日本整形外科学会・日本腰痛学会監修，日本整形外科学会診療ガイドライン委員会，腰　痛診療ガイドライン策定委員会編：腰痛診療ガイドライン 2012. 南江堂，東京，2012
5）日本整形外科学会・日本腰痛学会監修，日本整形外科学会診療ガイドライン委員会，腰　痛診療ガイドライン策定委員会編：腰痛診療ガイドライン 2019. 南江堂，東京，2019
6） Pastore EA, Katzman WB: Recognizing myofascial pelvic pain in the female patient with chronic pelvic pain. J Obstet Gynecol Neonatal Nurs 41: 680-691, 2012
7） Sarton J: Physical therapy for pelvic pain: understanding the musculoskeletal connection. The Female Patient 12: 50-56, 2007
8） Sedighimehr N: Pelvic musculoskeletal dysfunction in women with and without chronic pelvic pain. J Bodywork and Movement Therapies 22: 92-98, 2018
9） Symmons DPM, Hemert AM, Vandenbroacke JP et al: A longitudinal study of back pain and radiological changes in the lumbar spines of middle aged women. 1. Clinical findings. Ann Rheum Dis 50: 158-161, 1991
10）田中宏和：骨盤輪不安定症－その臨床的・解剖学的研究－. 日整会誌 53: 281-294, 1974
11）富田満夫：中高年女性の腰痛. 創風社，東京，1999
12） Wang YXJ, Wang JQ, Kaplar Z: Increased low back pain prevalence in females than in males after menopause age : evidence based on synthetic literature review. Quant Imaging Med Surg 6: 199-206, 2016

第6章　臨床検査

検査の目的は 1)　中高年期以上に多い自律神経系の多彩な愁訴に対応して全身性の器質的な炎症，腫瘍などの疾患を除外診断する．2)　脊椎，骨盤，股関節における骨転移，リウマチ，感染症，先天性異常（先股脱など)，骨関節の退行性変化などの器質的疾患を除外診断する．3)　薬物療法，運動療法などにともなう副作用や事故の発生を未然に防ぐ．すなわち高血圧，心疾患などの循環器障害，貧血，肝障害，脂質代謝異常，甲状腺機能障害，尿路系の異常などのこの年齢層に多い疾患の早期発見が中心となる．

除外診断のみでなく，予防としても重要な位置づけがなされる．

筆者は被爆地・長崎で診療をしているため，被爆後 75 年になろうとする現在でも，有意に高い比率で発生を続ける被爆者の悪性腫瘍，甲状腺異常，貧血には関心を持たざるをえない．頸部リンパ腺，甲状腺の視・触診は欠かせないし，心血管，脳血管障害や肺線維症などの循環器，呼吸器などの疾患も被爆者に高いとする報告もなされているため，全身的なチェックが必要である．

同時に中年期以後とくに女性は内分泌系の異常，社会的条件の影響から自律神経系，精神神経系の障害を起こしやすいのもよく知られた事実である．

Chelimskys らは慢性骨盤痛患者に対して起立性血圧，ベースライン HR，発汗テストを行い，対照との間に有意差を認めている [1)]．CMI，YG テストなどの心理テストなども症例によって施行し，専門医に相談することも必要となる．

筆者はスクリーニングに CMI テストについては阿部氏変法を利用している．

プライマリケアとしては以下の検査に限られるであろう．

1. 血液・尿一般検査：貧血，尿路系異常
2. 血清生化学検査：肝障害，脂質代謝異常，塩類代謝異常
3. 生理機能検査：心電図検査
4. 自律神経機能検査：体位変換試験，R—R 間隔，発汗試験など
5. 心理検査：CMI

文献

1）Chelimsky GG, Yang S, Sanses T et al: Autonomic neurophysiologic implications of disorders comorbid with bladder pain syndrome vs myofascial pelvic pain. Neurourol Urodyn 38: 1370-1377, 2019

第7章　治　療

筆者は無床診療所の勤務医であり，プライマリーケアとしてまず安全性が求められ，簡便でしかも効果的と思われる治療方法を行う必要がある．

したがって筆者には集学的治療や認知行動療法の経験はなく，また腰痛（骨盤痛）に対する侵襲的な神経ブロックなどの治療については経験もないため紹介にとどめたい，

本書の目的はプライマリーケアに携わる医師がだれでもとりくむことができる慢性腰痛（骨盤痛）の紹介にあるため，治療法も制限されたものになることを了解していただきたい．

本書で対象となる筋骨格性骨盤痛はほとんど器質的病変がなく中高年以上の女性が多いため，とりわけ安全性が要求され，日常的に家庭で実行できるような簡便さも必要とされるのである．以下，筆者の経験を中心に述べてみたい．

1. リラクセーション

リラクセーションは収縮よりも重要であり，強力な収縮は最大のリラクセーションによるとされ，緊張／リラックスの訓練は休息時の筋緊張を減少せしめるとされる[34]．

1.1　呼吸法

先述のように中高年女性の腰痛（骨盤痛）の患者は全身性に自・他覚症状を呈している．

患者に対して心身のリラクセーションが治療の基本であること，それにより苦痛を和らげることができることを説明する．

したがって全身のスパスム，拘縮を改善させる効率的な方法として副交感神経の緊張を高める腹式呼吸や緊張性頸反射を利用したリラクセーションを行っている[43]．

齋藤は吸気3秒，溜め2秒，呼気15秒の呼吸法を推奨している[28]．

15秒間の呼気は最初は長く感じるが，次第に呼気の時間を延長することが可能となる．

1.2　緊張性頸反射法

緊張性頸反射により頸椎の運動は全身的に四肢の筋緊張に影響を与えている（図7-1）[7]．

その促通肢位をとることによりリラクセーションを行い，疼痛を軽減して無理のない自動運動や負荷をかけてのストレッチなどの運動を行うことができる．

まずリラクセーションの前後で患者にも自・他覚的症状（関節可動域）を確認をしてもらう．

リラクセーションによりほとんどの症例で関節可動域が改善されるため，動機づけにもなり，ストレッチング，筋力強化運動へと導入は容易となる．

筆者の経験では第4章で述べたようにほとんどの症例で片側性にFaberテスト陽性を示し，本テストの陰性化により全身的な自・他覚的症状の改善を得る例が多い．

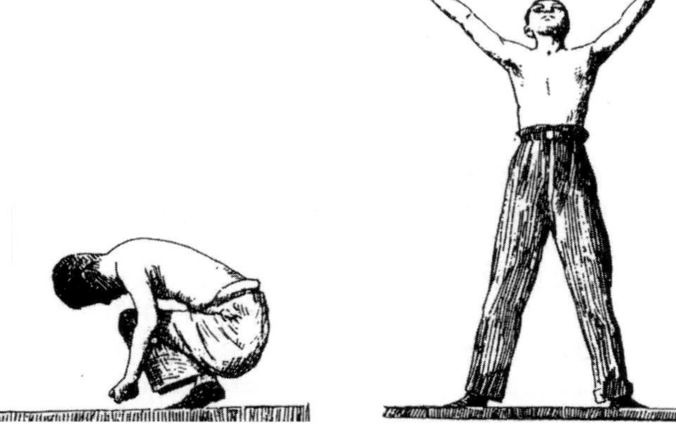

図7-1　対称性緊張性頚反射（福田 1981）

すなわち誰でも簡単に行えるFaberテストの陰性化をはかることに治療の重点を置いている．

したがって股関節の開排位を促通するため，全例に緊張性頚反射を利用してリラクセーション，ストレッチングをおこなわしめ症状の改善をはかっている．

臥位で眠る幼児の姿勢に現れているように頸椎の回旋と上下肢の肢位とは一定の関係がある（図7-2）．腹臥位では反対の肢位をとるため，緊張性迷路反射の影響によるものと考えられる（図7-2a）．一般に腹臥位のほうがリラックスしやすく，腰殿部による内転筋群などのストレッチングも容易である．

緊張性頚反射は中枢神経の障害または反射的に行動する時に出現するとされる（図7-3）．

しかしながら美術作品に見られるごとく，無意識にこの肢位を取っている（図7-4，図7-5）[43) 44)]．

すなわち乳幼児期に消失するとされる原始反射が成人しても意識的に利用することができるのである．

系統発生の過程で獲得した原始反射は自然であり，自然であるから美しいため，あるいは逆に緊張感を出すために芸術家は描（えが）くのであろうか．

この肢位は弛緩した状態をもたらし，脳血流量が減少するためこのまま入眠し，ときに起床時に頸部に疼痛を訴える例もあり，あらかじめ患者に注意を促しておく．前述のように陽性率の高いFaberテストの改善は全身症状の改善に大きく影響しているため，治療上重視してその改善をはかっている．

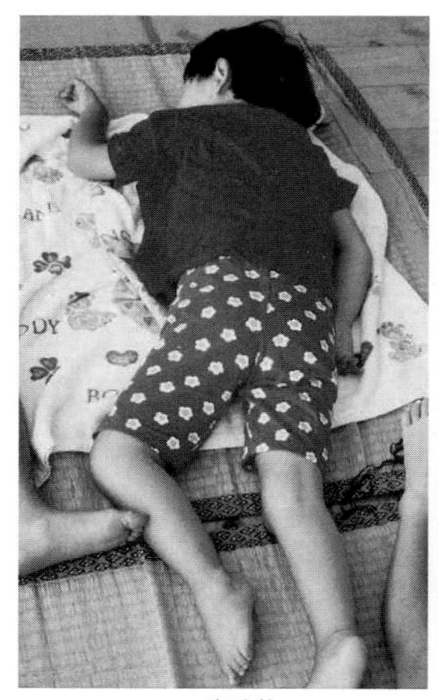

a　腹臥位

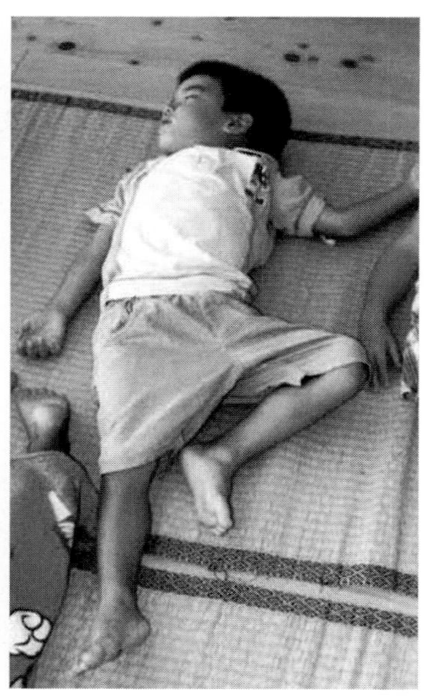

b　背臥位

図7-2　非対称性緊張性頚反射

すなわち，腹臥位により股関節の外転，外旋位（Faberテスト肢位）は容易となり，内転，内旋筋群は弛緩するため，腹式呼吸とともに行い，Faberテストの陰性化をはかっている．拘縮が強い症例には同時にストレッチングを加えている．

筆者は男性でもFaberテスト陽性例，頸椎・肩関節運動制限ある症例に（慢性疼痛の患者はほとんどであるが）に，女性では同じようにFaberテスト陽性例，片側の長母指伸筋の筋力低下，頸椎・肩関節運動制限ある症例に

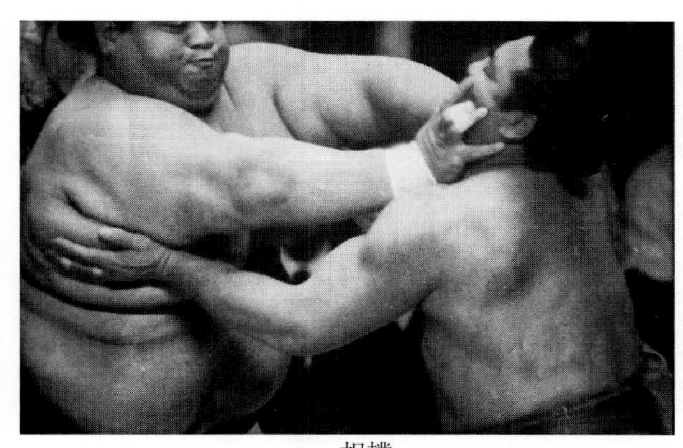

a 相撲

図7-3 スポーツにおける緊張性頚反射

施行している．疲労回復のためにも利用できる（図7-6）[43]．

日野原はうつぶせ寝は腹式呼吸を容易にし，リラックスするため健康法として推奨している[9]．

腹臥位で疼痛が増強する例や困難な例は避けたがよい．腹臥位が困難な症例では，背臥位で頸椎はこの逆の肢位となる．すなわち片脚の膝関節を屈曲させて踵を反対側の大腿にのせて，いわゆる「4の字」の肢位をとらせ可及的に開排する．反対側は上下肢は伸展位をとる（図7-2a）．

この際に腰椎の伸展時痛を訴える例に注意する．Faberテストの強陽性例では腹臥位が不可能な症例もあり，踵を着床して反対側の大腿にのせずに行うと下肢の重量を利用しての伸展・外転が容易となる．

腹式呼吸とともにゆっくりと3～5回くりかえす．

これを1セットとして，一日5セット（起床時，就寝時，毎食後）以上を指示している

労働者を対象にした場合，職場で臥位をとることはほとんど不可能に近い．

したがって立位または坐位で行えるリラクセーションとして図のような肢位で可及的に脊椎の回旋を行うように指導をしている（図7-6）[43]．

ほとんどの症例では片側性にスパスムや拘縮が認められるが，反対側にも軽度または中等度に認めることが多いため，反対側にも施行する（図4-15）．

重症例では頸椎伸展制限，肩関節の屈曲，水平伸展制限をともなう例が多く，このような症例では対称性緊張性頚反射を利用するとよい．坐位でも可能である．

いずれの運動も疼痛を感じない程度にとどめる．

男性と異なり女性の運動制限は可逆的なスパスムによるものが多く，拘縮は意外に少ない．

その効果は大きいので，重症例でも必ず最初に疼痛を感じない程度で施行するようすすめている．

緊張性反射を利用したリラクセーションは患者の苦痛が少なく，安全でベッド上でも，職場でも短時間で実施可能であり，これにより症状の改善をはかることが可能である．さらに運動の効果は軽症例（時に重症例も）では速効的で，自覚症状はもちろん脊椎，関節可動域，神経症状（長母指伸筋の筋力低下）などの全身的な他覚的所見までただちに改善されることが多い．この事実も原因が骨・関節の退行性変化や神経の局所性の圧迫とは異なることを示していると考える．

これらの運動は運動療法への動機づけとしても有効であり，ストレッチング，筋力強化運動への導入は容易となる．

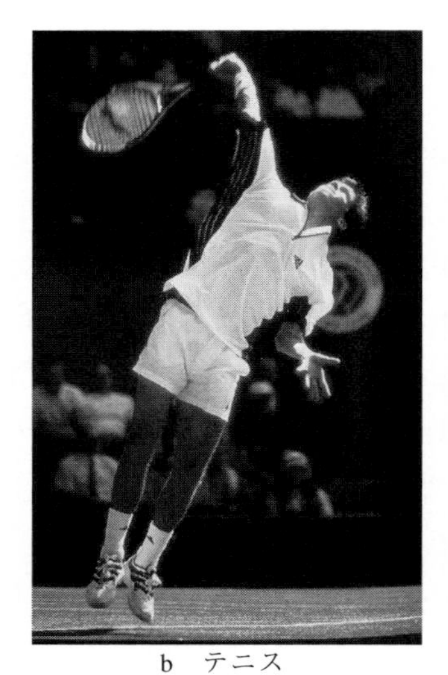

b　テニス

図７‐３　スポーツにおける緊張性頸反射

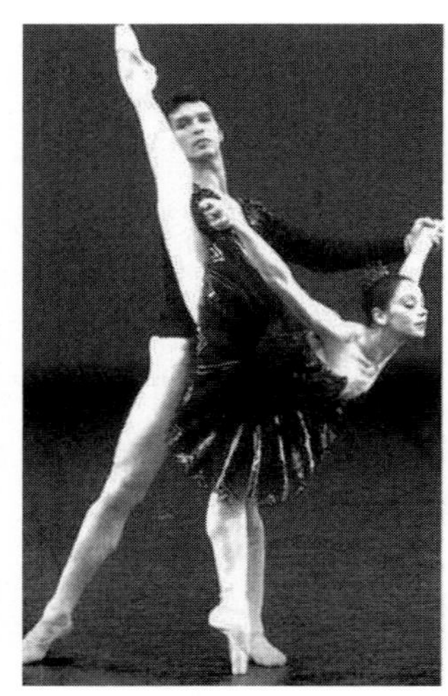

a　バレエ

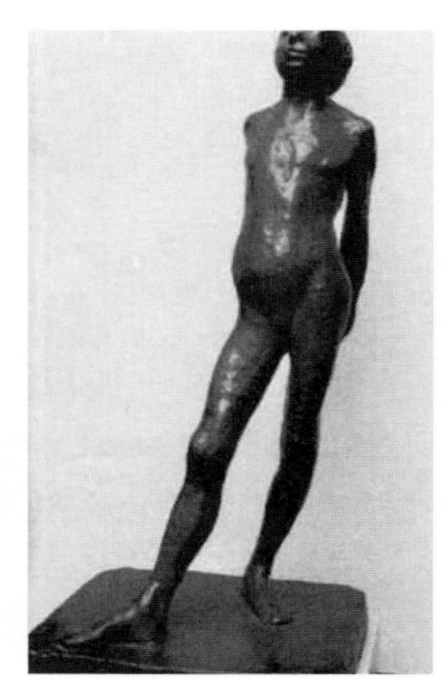

b　踊り子（ドガ）

図７‐４　対称性緊張性頸反射

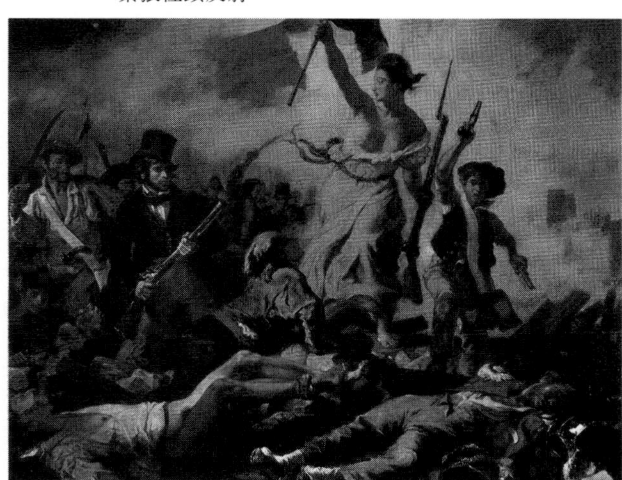

a　民衆を導く自由の女神

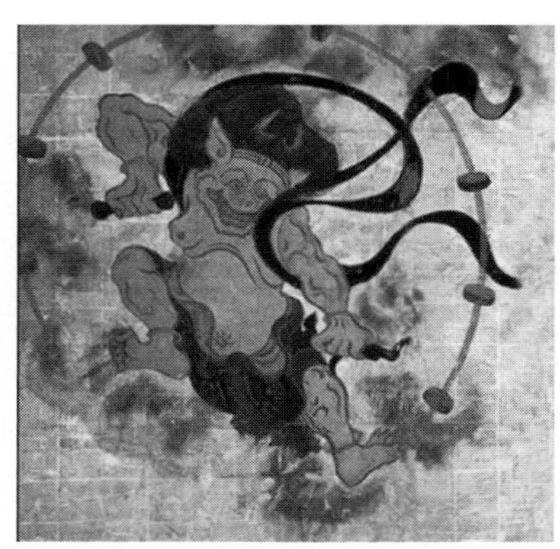

b　風神雷神　（俵屋宗達）

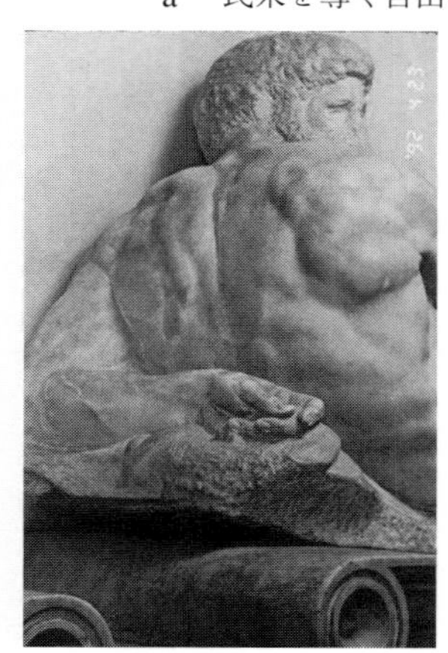

c　昼（ミケランジェロ）

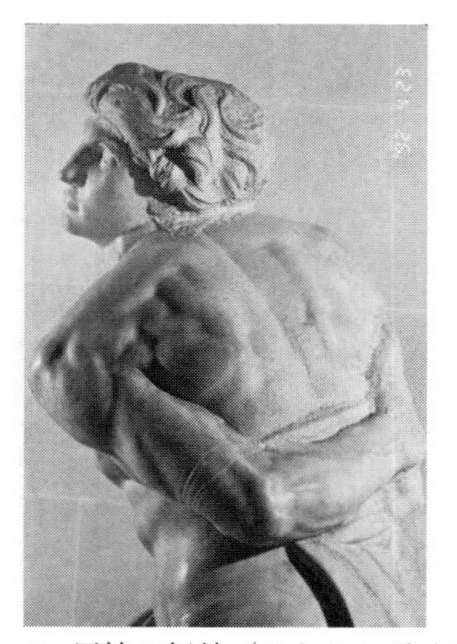

d　反抗の奴隷（ミケランジェロ）

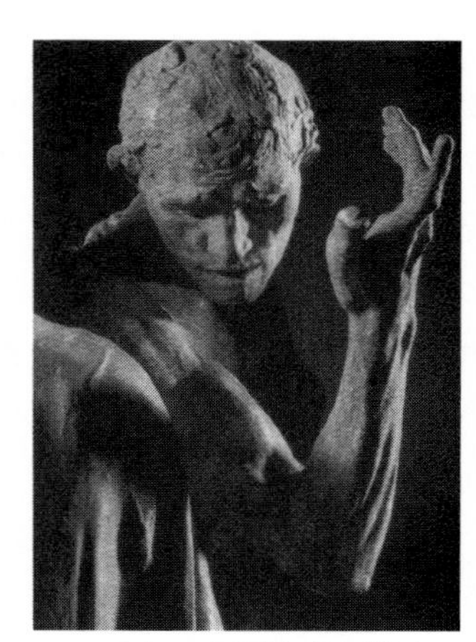

e　カレーの市民（ロダン）

図７‐５　非対称性緊張性頸反射

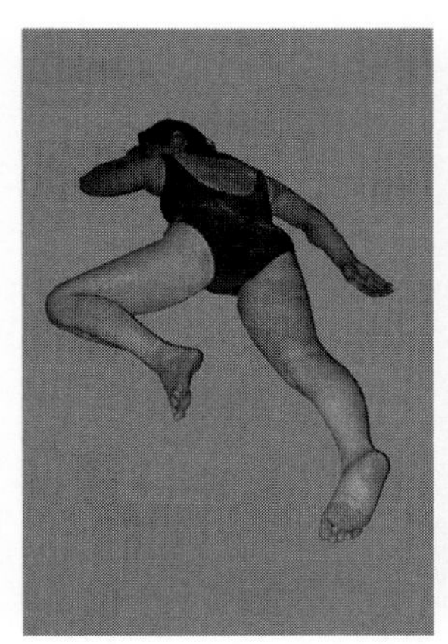
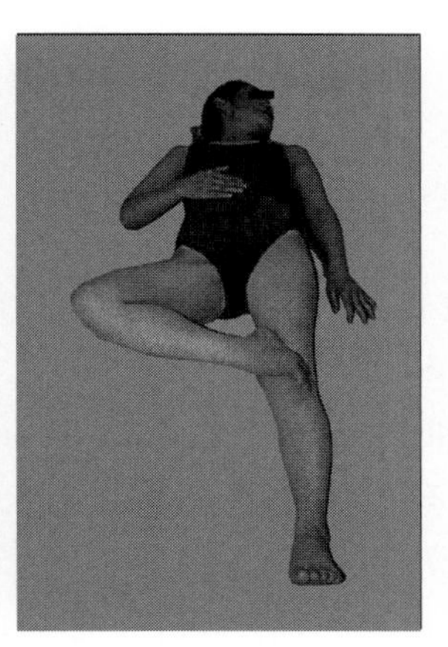
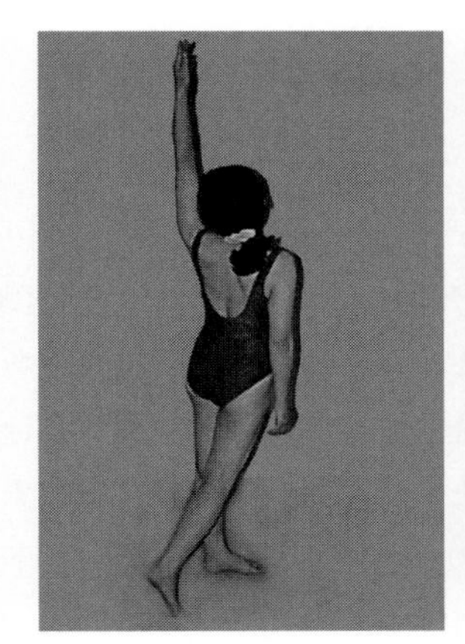
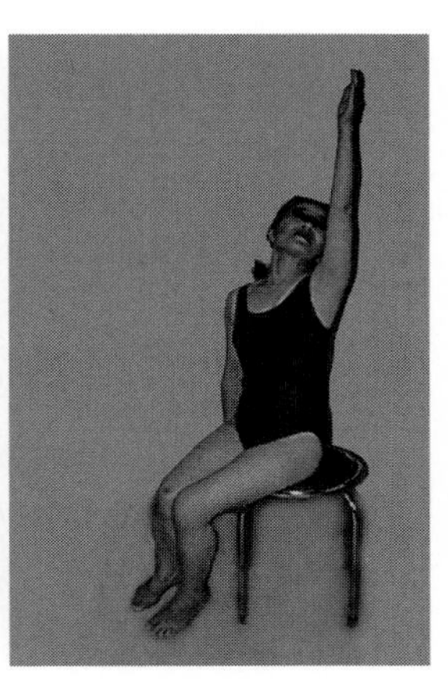

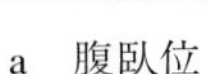

a　腹臥位　　b　背臥位　　c　立位　　d　坐位

図7-6　非対称性緊張性頸反射実施例

2　運動療法

運動療法は「腰痛ガイドライン」(2019) によっても「行うことを強く推奨する」となっており,「疼痛治療ガイドライン」でもラジオ体操が簡便かつ安全な体操であることから実施を推奨している[3, 24].

時間的，経済的負担もなく自宅で行えるため，動的ストレッチングとして推奨したい.

筆者も初期の頃はリラクセーションのみでもある程度の筋力は回復するため，高齢者にはあえて筋力強化を図ることはしていなかった．しかしながら困難ではあるが，ストレッチングから筋力の低下を防ぐ運動へと誘導することが必要と考えている.

2.1 ストレッチング

股関節内転筋群，骨盤下腿筋群の拘縮に対しても上記の促通手技を利用したストレッチングや一般的なストレッチングの手技により指導を行っている.

腰椎の前弯保持が重要であるとする方法もあるが，伸展運動はかなりの苦痛をともない実践的ではない.

むしろ伸展運動をさせないでリラクセーションで疼痛の改善をはかることが重要である.

Faber テストに次いで頻度の高い腰椎の伸展制限は股関節部の疼痛の除去（Faber テストの陰性化）により長期の経過を有する症例でも改善されるからである.

腰椎の運動性は股関節の肢位と関係している．股関節内旋位では腰椎の伸展が制限される．逆に外旋位では促通され，Faber テスト陽性例（外旋制限）では症状が改善されると，腰椎伸展が改善される.

したがって疼痛をともなう腰椎伸展のためのストレッチングはほとんどの症例で初期には必要とせず，疼痛の改善を得て行ったほうがよい.

腸腰筋，内転筋の拘縮をともなう例では選択的にストレッチを行う必要がある,

骨盤下腿筋群の拘縮が存在する例では全身症状の改善が遅れる傾向にあり，この筋群のストレッチング

は患者の苦痛も少ないため最初から積極的に行わせる[43].

患者は常に再発する傾向を持ち，軽快後もリラクセーション，ストレッチングを怠ると再発する可能性がある．運動継続の重要性を指導すると同時に，継続が可能なようにできるだけ単純化して指導することが重要である．

2.2 筋力強化運動

筋力の強化はストレッチングにより短縮した骨盤底筋を十分に伸長してから行うべきで，筋力強化運動を伸長不十分なまま行うと症状が悪化する可能性があるとされる[5) 26) 35)].

女性の慢性腰痛（骨盤痛）で高率に認められる長母指伸筋の筋力低下は，Faber テストの改善または陰性化により容易に回復するため，この筋をとくに強化する必要はない．

女性では妊娠，出産との関係で特に腹筋の筋力低下がみられることが多い．

腹筋，背筋，大臀筋，中殿筋（トレンデレンブルグ症状）の筋力低下が見られる症例もあり，選択的な筋力強化をはかる必要がある．

また患者は診察時に運動痛は消失していても，中腰，坐位，立位の保持で疼痛を訴えることがある．

したがって著明な低下がみられる症例では疼痛の改善をみて慎重に筋力強化運動を指示しているが，筋力の増強が困難な例は多い．

症例 1：　64 歳　主婦

若いときから腰痛はあったが，6 年前から腰痛が増強している．

肩こりは比較的少ない．

初診時，腰椎の伸展制限著明，頸椎伸展・側屈制限中等度．ともに疼痛を伴う．

左 Faber テスト中等度陽性，左長母指伸筋の筋力低下あり．

簡単なリラクセーションを指導して腰椎，股関節運動の改善をみる．

毎日 5 回以上の運動を指示して 5 週間後には腰痛 2/10，肩こり 0/10 となり他覚的症状もほとんど改善している．ストレッチング，筋力強化運動も指示して現在に至る．

一年後再発なし．このように経過の長い中年期以降の患者の腰痛（骨盤痛）も簡単な運動療法のみで改善する例は少なくない．

3　皮膚刺激療法

もしかすると，人間には百の感覚があって，死ぬとそのうちわれわれの知っている五つだけが消滅して，のこる九十五は生き残るのかもしれない　―チェーホフ「桜の園」（神西　清訳）―

骨盤を中心に皮膚刺激のみでも身体的所見の改善は可能である．

安全で患者への苦痛が少ないため推奨される．

かつて原志免太郎博士は仙骨部に「八点灸」と称して健康維持のために治療を行い，自らも当時の国内最高齢長寿者であったという．

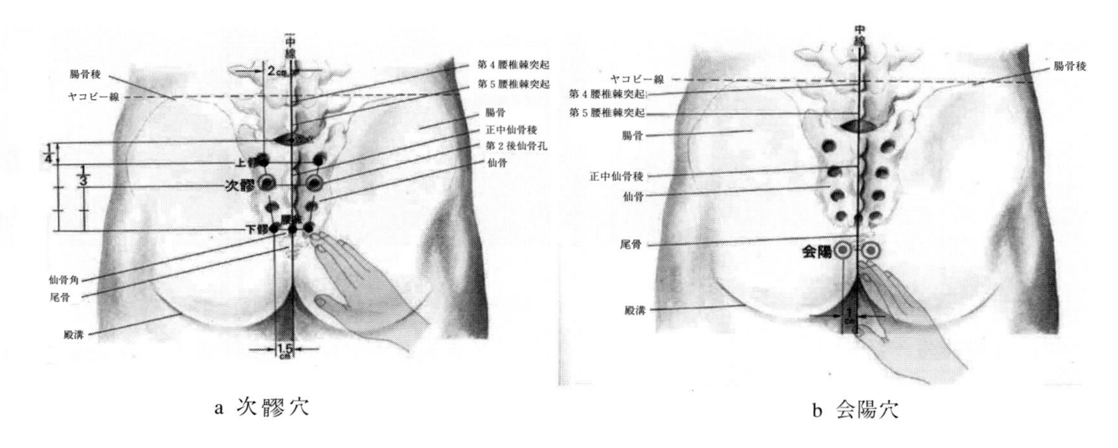

a 次髎穴　　　　b 会陽穴

図7-7　仙腸関節部刺激点

（木下，代田：図説 東洋医学　1985）

原始反射と同じように一個の細胞が細胞膜ですべての刺激を感知していた記憶が二足歩行のヒトに進化しても残っており，神に捧げたように骨盤は生体に大きな影響をもっているのであろうか．

3.1　仙腸関節部

第2仙骨孔側方（経穴：膀胱経次髎穴付近）にあり，治療によく反応するため軽い指圧や局所麻酔剤を注射したりする（図7-7a）．

3.2　尾骨部

尾骨先端部に大殿筋腱の緊張を片側性に触れることが多い．緊張側よりも弛緩側の方が効果的のようである（図7-7b）

皮膚は色彩を鑑別することができ，五色の1cm^{2}のテープを用意しで五行色体表にもとづき検索する[45]．

筆者は鍼灸の経絡理論でいう陰陽五行の相生・相克[註1)]関係から判断している（図7-8）．

註1）相生・相克関係：木－青－肝，火－赤－心，土－黄－脾，金－白－肺，水－黒－腎と配当されており，木は火を生じ，火は土を生じ‥‥とする関係を相生関係とし，金は木を剋し，水は火を剋し，‥‥とする関係を相克関係という．筆者の経験では，色には相克関係のほうがよく反応し，膝関節屈曲時の抵抗や運動制限が増大する．ウソのようだが衣服の上からでも色彩に反応する．仙腸関節部でももちろん反応する．膝関節が改善されればFaberテストや他の部位でも改善が得られている．腹臥位のまま上記のリラクセーションをしてもらう．

具体的には患者は腹臥位をとり，女性の慢性腰痛（骨盤痛）患者の多くは膝関節の屈曲制限をともなっているため．この改善・悪化を指標にして判定する．一般に相生関係よりも相克関係のほうが顕著に反応する．具体的には，黄色（脾経）で屈曲制限が増大すると，黒（腎経）で改善されることが多い（図7-9）．

相克関係で確認してから行う．すなわち黄→黒，赤→白，青→黄，白→青，前者で悪化したら後者を使用すると改善しやすい．

症例2：80歳　女性　無職

主訴：右股関節部の疼痛，膝関節痛

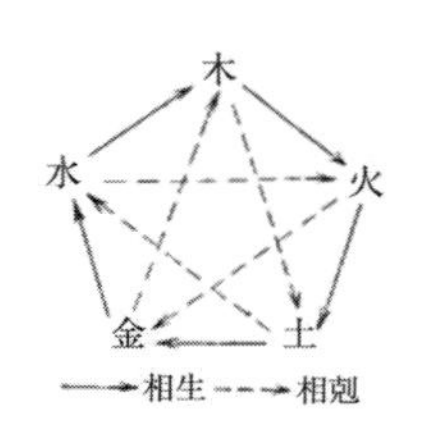

図7-8　相生・相克関係

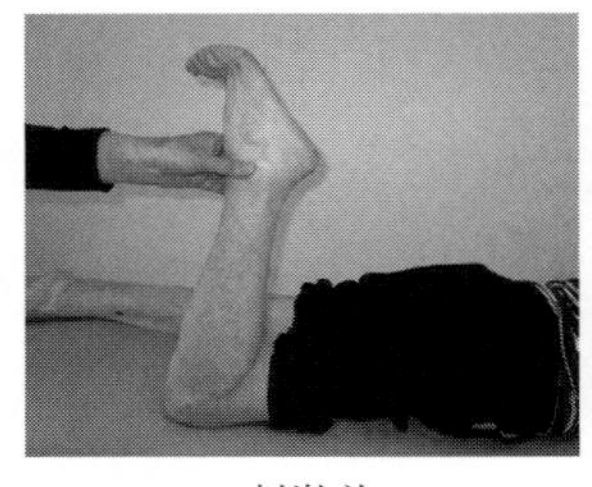

a 刺激前

b 相克関係

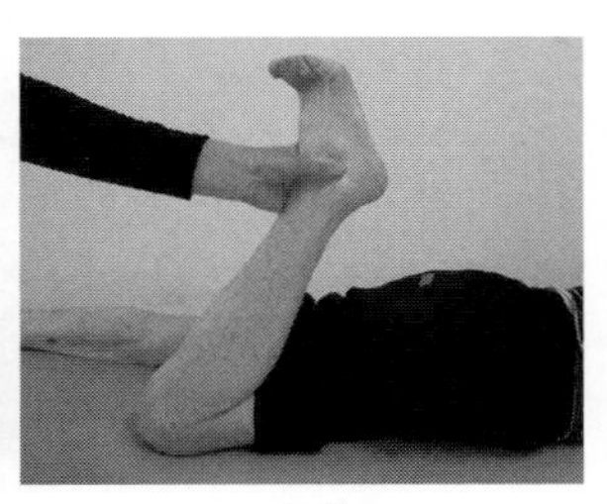

c 刺激後

図7-9　皮膚刺激法

数年来両膝関節の疼痛を訴えている．1年前から右股関節痛を訴え受診，頸椎伸展・肩関節屈曲，腰椎伸展運動障害中等度，Faber テスト右中等度，左は右より運動制限は著明だが疼痛は少ない．膝関節屈曲制限は右 20cm，左 12cm（踵-殿間距離）．

会陽穴に黄色片をおくと左 18cm に悪化，黒色片で 5cm に改善，布片を貼付したままリラクセーションを行う．Faber テストは左右同じに改善している．疼痛 NMR7 → 3 に改善，リラクセーション，ストレッチングを指示．

Denda は破壊された皮膚（角質層）のバリアの回復が刺激する色（波長）による異なることを報告している．皮膚（表皮）は色を識別しているのである（Denda M et al: J Invest Dermatol 128: 1335-1336, 2008）．

3.3　皮部療法

筆者が考案した経絡と直交する「皮膚陥凹横帯」部に接触や色，震動などの軽い刺激に反応する[45]．

その他 Starlanyl はテニスのボールを腹部を含め，骨盤部のトリガーポイントの圧迫に使用している[35]

4.　インターベンション治療法

4.1　神経ブロック法

4.1.1　硬膜外ブロック

主として仙骨ブロックで行っている．理論的には 0.5 ～ 1%リドカイン 10 ～ 20ml で骨盤臓器の関連痛は改善すると考えるが，急性症状の改善は見られても慢性症状が改善することは少ない．

この原因については不明であるが，体性神経（T_{12} ～ S_5）と自律神経（T_{10} ～ S_5）の支配域がことなるためであろうか．

いずれにしても患者への侵襲が大きく，合併症を考えると急性期を除いて，プライマリー・ケアにおいては適応に慎重を期したい．

4.1.2　経仙骨孔ブロック

先述のように卵管の内半，子宮，腟の上 2/3 よりの知覚は $S_{2\sim4}$ 神経（副交感神経系）に入る．

Slocumb が述べたように関連痛として仙骨部痛が出現する部位となる[32)33)]．

筆者も追試して患側の S_{2-4} 神経ブロックを行い著効を得たため使用している．

症例3：80 歳，女性　無職

慢性の腰痛で他医で物療のみの治療を行っていたが症状次第に増悪し，下肢の疼痛・しびれ感強く，待合室で坐っておれない状況だった．腰椎の屈曲は良好．伸展時痛，伸展制限著明．頸椎，肩関節に中等度の運動痛，運動制限あり．Faber テスト左強陽性，右中等度に認める．左長母指伸筋の筋力低下あり．仙骨硬膜外ブロックを忌避したため左経仙骨孔ブロック（S_2）を行った，ただちにこれらのすべての所見の改善を認めた．１週後来院時には自覚症状なし，身体的所見も疼痛をともなわない軽度の可動域制限を残しすべて消失して驚いた症例である．トリガーポイント ブロックになっていたのであろうか．

経路でいえば膀胱経の 次髎穴付近にあたり，各種の刺激に反応するようである（図7‐7a）．

4.1.3 閉鎖神経ブロック

股関節内転，内旋筋の硬直による Faber テストの強陽性例には有効な症例もあるが，侵襲も大きいため他の方法に変更している．

4.1.4 腸骨下腹神経・腸骨鼠径神経ブロック

Theobald は L_2 左方のブロックとともに骨盤内の自律神経症状に対して，腸骨下腹神経，腸骨鼠径神経ブロックを推賞している [37) 38)]．筆者には経験がない．

筆者の経験では体性神経のブロックよりもトリガーポイント ブロックが侵襲も少なく，自律神経を介しての全身的な影響をもつ印象が強い．

女性の腰痛のように自律神経系の関与が大きい疼痛に対して，より効果的なトリガーポイントの探索が望まれる [43)]．

4.2 注射療法

4.2.1 トリガーポイント　ブロック

慢性骨盤痛におけるトリガーポイントは体幹，骨盤部に集中している．

疼痛を訴える部位の筋緊張，圧痛を探索し，疼痛の再現性を確認する．

または皮下組織の軽いつまみによっても疼痛の再現がはかられ，トリガーポイントとしてブロックを行う．筆者は 0.5 ～ 1%リドカイン（キシロカイン），3 ～ 5ml，27G 38mm 針を使用している．

上記のように鍼灸医学でいう経穴が多いとされる [17)]．

骨盤底筋のトリガーポイントに対する注射は筆者には経験がないので紹介にとどめる．

欧米における骨盤底筋のトリガーポイントに対する局麻剤の使用は注射法が主流である．

1 ～ 2% リドカイン, 0.25% ブピバカイン 5ml ～ 10ml を骨盤底筋にあるトリガーポイントへ注入する（ステロイドホルモンを加えることもある）[6) 8) 29) 34) 46) 47)]．

プライマリ・ケアにかかわる医師としてはやや煩雑な手技と思われる．

「注射後は必ずストレッチングを行う．行わなければ治療しなかったに等しい」ときびしい [35)]．

筆者は膀胱経 会陽穴を頻用し，皮内注射によっても有効な例がある．

4.2.2 圧痛点ブロック

患者が疼痛部位を指した部位（one finger test）にブロックする．とくに遠隔部位はトリガーポイントであろうか思わぬ部位を示したりするが，効果が大きいことが多い．

4.2.3　関節内ブロック

椎間関節，仙腸関節，恥骨結合などは臨床症状，X線所見で該部の病変を認める場合は診断的ブロック，治療的ブロックの対象となる．

腰椎の伸展時痛・伸展制限や骨盤周辺部の疼痛はこれらの病変による疾患と類似しているため運動療法などの保存的治療に抵抗する症例では選択的に行われる．

恥骨結合へのブロックについてはBrüggerは恥骨結合部へのステロイド剤，局麻剤の注入により症状の改善を見ることを報告している[3]．

本法は著明な改善を見ることがあるが，痛覚に鋭敏な部位でもあり，症例によっては施行する程度にとどめている．また必ずしも恥骨結合内に注入しなくても周辺部の浸潤でも有効であり術後の疼痛も少ない．

仙腸関節ブロックも同じように必ずしも関節内の注入は必要でないとされる．村上は仙腸関節内ブロックよりも周辺部の後仙骨靱帯へのブロックが好成績を収めたことを述べている[19]．

これらの部位は関節腔として狭く，注射針の刺入も容易でないため軟部組織や骨を損傷しやすいため疼痛も大きい．今では筆者もほとんど行っていない．

4.3　局麻剤塗布法（以下骨盤内ブロック）

4.3.1　手技

1)　圧痛点の確認

骨盤底筋（主として挙肛筋，内閉鎖筋）有痛性瘢痕を含むトリガーポイントまたは圧痛点に局麻剤を塗布する方法である（P73）．

リラクセーションや運動療法で改善を得られない例に対して，症状について十分に理解してもらい，症状の改善と転倒による事故の防止のために行っている．

詳細は前著を参考にしていただき，本書では治験例を中心に述べたい．

腱弓の前外側部は治療上重要な内閉鎖筋があり，抵抗外旋運動で圧痛点を確認する．

とくに婦人科手術の既往がある場合は有痛性瘢痕を確認，治療点として使用する[32) 33)]．

子宮摘出術を受けている患者では，多くの例で瘢痕部に圧痛を示すため，必ず確認して治療を行う必要がある．

2)　局麻剤の塗布

圧痛点を確認し，局麻剤1～2ml（2%－塩酸リドカインゼリー）に綿棒を浸して塗布する．現在では周辺に局麻剤が接触しないようにカプセルに同剤0.5～1mlを入れ，該部（2～4ヶ所）に留置している．

ほとんどの症例で腟内の圧痛点は圧迫により腰仙部，殿部，下肢への放散痛をともなっており，治療上重要なトリガーポイントをなしていると考える．

トリガーポイントは腱，筋膜にも存在するとされるが，きわめて即効的であることは骨盤底筋内のトリガーポイントに麻酔薬が達したとは思われない．筆者は粘膜（下）に形成したトリガーポイントと推定している[46]．Starlanylは「局所麻酔は効果的で容易にmucosal trigger pointに達する」と記載しているが詳細は不明である[35]．主要な圧痛点の塗布を続けると次第に圧痛は軽減することを説明して，筋緊張や硬結も次第に軟化する．ときに1回で消失していることがある．

4.3.2 治療後

効果は即効的であり，腰椎，関節症状，筋力低下などの神経症状も瞬時に改善を見る例が多い．

施術後すぐにリラクセーション，拘縮例ではストレッチングを行ってもらう[35) 43)]．

次回リラクセーション，ストレッチングを先に行い，改善が見られれば「壁を越えた」わけで，本法を中止して運動療法に移行する．

4.3.3 治療効果

1) 腰痛（骨盤痛）・下肢症状

基本的には治療効果は加齢によって受ける影響は少ない．このことは女性の腰痛（骨盤痛）が，加齢による骨変化の影響が少ないことを意味するものと考える[43]．

2) 全身症状

腰痛・下肢症状の改善のみならず全身の倦怠感，脱力感をはじめとする全身症状の改善も得られる．

具体的には「毎晩頭痛で痛み止めを飲んでいたのが飲まないですむようになった」「眼がかすんでいたのがはっきり見えるようになった」「全身が軽くなって仕事に意欲が出てきた」「動作が機敏になり10歳も若くなったといわれる」「夫婦生活がもとにもどった」などの腰痛（骨盤痛）や下肢症状以外のQOLにかかわる自覚症状の改善を経験している．自覚症状としての肩こりは腰痛の改善率と比較してやや劣る傾向にあるが，肩こりの発生機序の複雑さによるものであろう．しかしながら肩こりの改善率は各年代に共通して高く，同時に他覚的にも頸椎，肩関節の可動域も拡大される例がほとんどである[43]．

長期にわたるスパスムのために内転，内旋拘縮をきたしている例は高齢者や重症例に多い．

スパスムの残存との鑑別のために先述の仙骨部，殿部，鼠径部，内転筋部などの局所ブロックを試みる．

この段階ではストッレッチングで負荷をかけても疼痛がない症例も多いのでストレッチングを開始する．

前述のように骨盤底筋の短縮が見られる間は同筋の筋力強化はさらなる短縮を促進するため禁忌とされており[5) 26) 35)]，排泄障害の患者は注意を要する[2) 5) 26) 35)]．

患者は痛みは軽減したが中腰がつらい，と訴えることがよくある．

経過が長いため筋力の低下による疼痛であることを説明して，骨盤底筋を除き筋力強化運動まで指導を行うようにしている．運動療法を中止すると過労や不良姿勢により症状が再発することがあるため，継続して運動療法を行うよう充分説明する必要がある．

3) 診断的ブロック，予後的ブロック

本法は一般に治療成績がきわめて良好であるため，変形性股関節症による運動制限との鑑別診断，婦人科的な器質的疾患（悪性腫瘍など）の治療効果などにより診断的・予後的ブロックとしても使用することができる．

一般に変形性股関節症の症例では疼痛や関節運動障害は他の退行性疾患と同様に必ずしもX線上の関節

の退行性変化と平行するものではない．

筆者は股関節疾患の患者で腰椎の伸展時痛・伸展制限及び長母指伸筋の筋力低下を認める例には疼痛の発生原因の部位を確認するため，本法を行うようにすすめている．

4) 副作用

中高年女性ではほとんどみられないが，老年期女性では時に軽度の出血，疼痛，排尿時痛などが見られることがあるので，前もって説明が必要である．

筆者はこれまで局麻剤のショックや中毒例の経験はないが，対応できる設備，薬品を常備しておくことは当然である．

5) 作用機序

骨盤内の自律神経障害に対し子宮頸部の焼灼によって，Theobaldらは帯下の減少，月経困難症の改善の他に頭痛の軽減をみたり，腟内の圧痛点に対するブロックによって眩暈，鼻閉，流涙などの自律神経症状の改善を得ている[32,33,36,37]．

筆者の経験もこのような現象の一部をなすものと思われる．トリガーポイントに対する効果と思われるがHunekeの「瞬間現象」にも類似している．この事実は中高年期以後の女性の慢性腰痛（骨盤痛）と自律神経症状とが密接な関係を持つことを示している[43]．

女性の骨盤腔内は神経系，血管，リンパ管が複雑に発達しており，このために骨盤腔内の変化は自律神経系を介して軟部組織の平滑筋の筋緊張をもたらし，圧痛の原因をなしているものと考える（体性内臓反射）．同時に全身的にも自律神経系，中枢神経系を介して筋のスパスムを生じて，頸椎，肩関節などへの影響をもつにいたるものと推定される．

筆者の症例ではX線所見としては加齢とともに質的にも量的にも退行性の諸変化が進行するにもかかわらず，治療効果にほとんど差異を認めていない．

この事実も女性の腰痛（骨盤痛）が骨軟骨の退行性変化との関連性が低いことを示していると考える．

また骨盤底筋の治療で全身症状の改善を見ることは，第4章で上肢の運動に先行して骨盤底筋が活動する事実にあるように，上半身の筋と関連をもっていることが想定される（図4-14）．

中国医学の代表的古典である「素問」（厥論篇）に「前陰は宗筋の聚まるところ」とあることは，骨盤底筋と全身の筋との関連を古人は指摘したのではないだろうか[20,43,44]．

以上のように本法は手技としてきわめて容易で安全であり，重症例にもすぐれた治療効果を示すため広くすすめられる方法であると考える．患者は他科により婦人科的治療を受けることに対して抵抗を感じることもあるが，婦人科医と連携をとって治療を依頼する例がある．

前述のように本邦における腰痛（骨盤痛）について，婦人科領域からの報告は特定できる器質的疾患（子宮内膜症，炎症，腫瘍など）に重点がおかれ，機能的障害についての報告は少ない．

最近では女性心身医学からの立場からの対応が主流を占めている．

しかし整形外科領域からこれらに関する報告が少ないのはなぜだろうか．

直腸診や内診を専門家の領域として他科の聖域にしていることも関係していると思われる．

欧米では理学療法士が経腟的に骨盤底筋のマッサージを行っており，本邦でも森村らは患者が安心して受けられるように婦人科医以外にも内診の普及を試みている[18]．腰痛（骨盤痛）を診療するプライマリ・ケアを担当する臨床医にはぜひ骨盤底筋の診察とともに，実施していただきたい手技であると考える．

症例4　54歳女性，　販売員

数年来の疼痛のため不眠の状態が続き，ほとんど毎日鎮痛剤の服用を続けている．

肩こり，腰痛（骨盤痛）VAS 60mm，上肢の運動痛，しびれ感あり．性交痛のため夫婦生活困難となり，2年前に離婚．初診時，頸椎 - 腰椎の運動制限特に伸展制限著明，Faberテスト　右強陽性，左中等度陽性，下肢の筋力低下，知覚障害あり．

症状が著明で日常生活動作も障害され，運動療法も痛みのため施行困難である．

骨盤内ブロックを行うと，可動域が腰椎，股関節とも軽度改善され，自覚的には全身の症状が軽くなったという．その晩から鎮痛剤は服用しなくてよい状態になったが，可動域の制限が中等度残存しているため通院治療を指示．

10回の治療で可動域はほとんど正常に近くなり，右Faberテストが残存していたためトリガーポイントブロックを4回施行して改善．

頸椎，肩関節運動も良好となった．VAS 10mm，10点法では1/10となっていた．現在職場復帰して運動療法のみで症状の再発なし．

症例5　74歳女性，事務職

22歳で出産時（吸引分娩）から腰痛（骨盤痛）あり，頸部痛，肩こりも強い．

起床時，背臥位で睡眠すると症状が悪化する．立位，坐位，中腰などの静的姿勢で悪化，足がつりやすい．性交痛の既往あり．

VAS 71mm，頸椎運動制限著明（伸展，側屈），両肩関節中等度制限（屈曲，水平伸展），Faberテスト左中等度，右軽度，Fadirテスト右陽性，右股関節屈曲制限あり，両膝関節屈曲制限軽度，リラクセーション，ストレッチングに効果を示さず，遠隔のため（全身の疼痛のためあまりリラクセーションができていない），骨盤内ブロックを施行．両閉鎖筋（右＜左），左挙肛筋緊張亢進，左殿部，右腹部に放散痛あり．週1回，計5回施行．

6ヶ月後の現在リラクセーション，ストレッチングを施行中，数年間休んでいたテニスを再開，全身の疲れや下肢症状がとれてきたという．全体の疼痛は→5/10へ改善しているが，全身の拘縮はまだ残っており引きつづき経過観察中．

症例6　42歳女性，調理員

10代で「左先天性股関節脱臼」の診断を受けたが，最近になって腰痛（骨盤痛）を訴えるようになった．腰椎，左股関節運動の制限あり，左下肢の筋力低下も認める．

X線上は左股関節亜脱臼で変形性股関節症の所見を呈している．

鑑別のため骨盤内ブロック法を施行すると，股関節可動域が正常に回復し疼痛もほとんど消失している．

再診時も改善したままの状態であったため運動療法の続行を指示した．

症例７　78 歳女性，理容師

20 年前から腰痛（骨盤痛），約１年前から膝関節痛強く階段の昇降が困難である（VAS 膝関節痛 80mm 腰痛（骨盤痛）32mm）．膝関節は炎症症状なし．屈曲時痛，両側屈曲制限あり．右膝関節屈曲制限 18cm（殿−踵間距離），左 12cm，抵抗強い．Ｘ線上はほぼ正常である．Faber テスト左中等度，右軽度陽性．左股関節テスト時に大腿外側（近位）にかなりの疼痛を訴える．リラクセーション，運動療法，局所ブロック，大腿神経ブロック，経仙骨神経ブロックいずれも無効のため骨盤内ブロックを行う．

股関節，膝関節可動域改善し，疼痛は 3/10 となり，階段の昇降も楽になったという．本症例は強度の膝関節痛を主訴として受診した例であり，主たる原因が骨盤底筋にあった症例と考える．

症例８：　74 歳女性，無職

約 50 年前から左背部痛（肩胛骨内側），10 年前から腰痛（骨盤痛）あり．

頸椎側屈制限強陽性，伸展制限中等度，運動痛は軽度．左 Faber テスト強陽性，右中等度，左長母指伸筋筋力低下あり．左膝関節痛あるも運動制限軽度．リラクセーション，ストレッチング，ブロックなどに短期間改善する程度で効果はみられなかった．

とくに頸椎側屈と左股関節の可動域は拘縮して制限が強く，ほとんど改善がみられなかった．

骨盤内ブロックを５回施行し，リラクセーション，ストレッチングを行ったところ，頸椎はまだ軽度〜中等度の拘縮がみられるが運動痛はない．左股関節の可動域は著明に改善した．しかし他覚的な症状の改善にもかかわらず，背部痛のみほとんどかわらず，まだ９〜 10/10 程度は残っている．そのような経験がなかったため詳しく聞くと 23 歳の時夫の暴力を受け，その後同じ症状がつづいているとのこと．

あらためて詳しく触診すると，左肩胛骨の内縁に沿って索状（約 10mm x 5mm x 5mm）の皮下組織の軽度の硬結を触れ，圧痛はあまり訴えなかったが 1%キシロカイン 5ml を 27G(38mm) 注射針で肋骨に沿うようにして注入，自覚症状（背部痛）の軽快と軽度残存していた頸椎，股関節，膝関節の可動域が改善したのに驚く．腰痛（骨盤痛）の奥深さを感じさせられた症例である．これらの症例は高齢者を含む難治例（非典型例）であるが，骨盤底筋がおよぼす範囲の広さに注目すべきである．

症例４，５は典型的な慢性の腰痛（骨盤痛）の症例である．自覚症状，身体的所見がほとんど共通しており，経過も長く放置されていた例である．このような長い経過をとっていても高齢者でも十分に改善する可能性があることを示している．

症例６，７，８は非典型的な例である．症例６はＸ線上 明らかな変形性股関節症の所見を示し，症例７は強い膝関節痛が持続し，股関節，膝関節の可動域の改善が得られなかった症例である．

症例８は頑固な左背部痛に対してほとんど効果を示さず，のちに 50 年前の夫の暴力が判明し，心理的な影響が大きいと思われた症例である．女性の腰痛（骨盤痛）の多彩な原因と症状を示している．

5．理学療法

5.1　温熱療法

温熱療法は快適と感じる患者が多く推奨されるが，漫然と繰り返さないように定期的にチェックを繰り返す必要がある．腰仙部，殿部は脂肪組織が多いため暖まりにくく，ぬるめのお湯に長時間の半身浴がすすめられる．

5.2 牽引療法

牽引療法は「腰痛ガイドライン」（2019）によれば「行うことを弱く推奨する」となっている．

温熱療法と同じように漫然と繰り返さず定期的なチェックが必要である．

背臥位によるマッサージ器は腰椎の伸展位を強制されるため，症状が増悪することがあり注意を要する．

6. 薬物療法

6.1 鎮痛剤

基本的には慢性期の疼痛に対して鎮痛剤の適応は限定的と考えるが，一般に随伴する頭痛，肩こりなどを含め，常用している症例は意外に多い．

筆者は外用薬を希望すれば投与する程度であり，作用・副作用についての知識も乏しいため，急性期以外は基本的に処方していない．

6.2 鎮静剤

夜間に疼痛のため睡眠障害をともなう例は相当の比率を占めるため，このような症例や腰痛の急性発症に際しては適応となる．

「心身症」としての自律神経失調症には精神症状の安定のためにも自律神経安定剤が使用される．マイナートランキライザーや抗うつ剤が選択的に使用されようが，心療内科，精神科医の協力も必要である．

ディアゼパムの坐薬は小児の痙攣などに使用されているが，Fouadは鎮静効果や副作用の点で膣錠を推奨している．局所作用があれば理想的と思われるが，日本では市販されていないとのことである[6)]．

6.3 ホルモン剤

更年期障害は卵巣ホルモン分泌低下を基盤として発症するため，更年期障害にともなう難治性の腰痛に対してホルモン製剤が投与されている例がみられる．

しかしながら，筆者の経験では腰痛の軽減をみる症例は少ない．

Symmonsも中高年女性の経年的調査で腰痛の持続に対してホルモン剤は効果がなかったことを報告している[36)]．腰痛（骨盤痛）が卵巣ホルモン欠乏による直接の症状でないことや環境因子，心理的因子の影響が考えられる．筆者は発癌性などの重篤な副作用などの点を考慮し，婦人科医による治療を基本としている．

以上の薬物療法について筆者は日常的には外用薬程度で，急性再燃時に使用する以外はほとんど使用していない．基本はリラクセーションと運動療法にあると考えている[43)]．

7 代替療法

国民生活基礎調査によれば，「腰痛症・肩こり」の治療はあんま・鍼灸・柔道整復師による比率が高い（図0-5）．日本では医師の同意なしに慢性腰痛の治療は行えないため制限され，経済的負担も高いと思われるが，施術所に通院する比率の高さは何を意味するのであろうか．

愁訴として国民の中でもっとも多いこれらの common disease に対するわれわれ医師のとりくみが国民から遊離していることを事実をもって示しているのではないであろうか．

機能的疾患については，従来から豊富な経験を有する東洋医学的治療が有効であるとされてきた．

国民的支持を得ている東洋医学的治療の効果について医師の側も謙虚に受け止めるべきであろう．

ガイドラインでは否定的であるが，筆者はいわゆる坐骨神経痛に対する耳介療法についてその良好な効果を報告したことがある[39]．欧米では一定の評価を得ているようである．

東洋医学的治療法は広範にわたっているが，鍼灸，漢方，導引・ヨガについて述べる．

7.1 鍼 灸

体表からの刺激で生体の自然治癒力を利用して治療を行う鍼灸療法については，その診断，治療における効果など注目する必要がある．中高年女性の腰痛はいわば部分症状であり，全体の調整をはかる経絡治療はもっと活用されるべきであろう．

たとえば腰痛・下肢症状はもちろん，肩こり，頭痛，易疲労性などの多彩な自覚症状，精神症状，腰椎の伸展制限，Faber テスト，下肢の筋力低下（特に母指）などは肝経，脾経，腎経などの変動による症状に該当する例は多い．

特に知覚障害よりも運動障害が多い事実は西洋医学的にはさらに解明を要するが，古人はすでに経験的に「肝は筋，脾は肉を司る」としている．

経路治療において，肝経は母指（足）に発し下肢の内側を上行し，「陰器をめぐり」さらに上行して頭頂にいたるとされる．運動器としては腰，膝の症状と関連性が高く，精神症状とも深い関係がある．

足の母指は上述のように肝，脾経の関連する部位（経絡，経筋の走行の類似性）であり，下肢の腎経とともに古来婦人科的症状に対して使用される経絡であることも注目される．脾経は肝経と同様に母指（足）の内側におこり肝経と並んで下肢の内側を上行し「三陰交」「陰稜泉」「血海」，「衝門」などの婦人科的疾患の治療に重要な経穴を有している．したがって脾経は生理不順，更年期障害，婦人科疾患などの女性の生理機能の異常と関係が深いとされている．

古人は女性の腰痛や下肢の症状を内分泌，自律神経系，中枢神経系の全身的な変動としてとらえたのであろう．これまで述べてきた股・膝関節症状の出現率の高さ，頭頚部から背部にかけての症状，足母指の筋力低下なども骨盤腔内臓器と関連した経絡の変動として統一的に理解し，治療に適用していたものと思われる．感染，手技習得上の困難，患者の経済的負担などの問題をかかえるが，鍼灸師との協力でさらに効果的な治療法の開発が望まれるところである．

7.2 漢方

鍼灸療法と同様に気・血・水の変動を薬草の配合により治療する漢方（湯液）療法は，疾病を全身的に把握する点では共通項を持つ．

先に引用した「金匱要略」をはじめ「諸病源候論」「千金方」「外台秘要」などに更年期障害の症状と処方の記載があるとされている．

腎は骨，骨髄，脳のはたらきを総称し，老化と腎機能は密接に関連する．

中高年女性に多い腰痛は，老化にともなう腎概念により補腎の治療が必要とされている．

さらに中高年女性では血とよばれる気血水の血の滞った状態にになりやすく，いわゆる「血の道症」「瘀血」と呼ばれている病態がある．

内分泌機能障害や自律神経失調状態をさしているものと考えられるが，自・他覚症状は類似している（第3,4章）．したがって，このような観点からの症状の把握も漢方薬の投与は別としても興味深い共通点を見い出すことができる．漢方薬としては一般には「桂枝茯苓丸」「桃核承気湯」「八味丸」「当帰芍薬散」などがその証に応じて使用されているが，このように全身症状の一部分症状としてとらえているのが特徴である．

7.3 導引，ヨガ

導引とよばれる気功，太極拳，真向法，自彊術およびヨガなどは東洋医学的な考えにもとづき生体の自然治癒力を高めるとされてきた．

したがってこれらの療法は自律神経系の障害に基盤をもつ女性の腰痛（骨盤痛）に有効と考えられ，狭義の運動療法としてもリラクセーション，ストレッチング，筋力強化などの目的に利用されてよい．

治療上はキーポイントである股関節の内転・内旋位でのスパスムや拘縮は，長年これらの導引を経験した患者でも意外と改善されておらず，腰痛（骨盤痛）を訴えて受診する例もある．

前述の運動療法，トリガーポイント ブロックなどの治療を加えて股関節運動の改善を行い，導引の継続をすすめている．ヨガについても同様に対処している．

あん摩，鍼灸，柔道整復師の施術を受けている患者は多く，国民生活基礎調査（2001）によると，女性の肩こりは病院・診療所などの医療機関の受診者より高い（図0 - 5）．腰痛は約4割以上が施術所での治療を受けている．通院者率はこの5年間を通じて上位5位に常に入っており高血圧症の治療に次いで高い年が3回ある．腰痛（骨盤痛）に対する要求の高さを意味していると考える．

「腰痛ガイドライン」（2012）によれば代替医療（海外）については他の保存的療法よりも効果があるといえないとされていたが．「腰痛ガイドライン」（2019）ではヨガについては評価がなされている．

具体的には痛みの改善において無治療，通常のケア，運動療法に比しヨガの優位性が短期，長期とも示されたとされている．QOLの改善についてもヨガの優位性が認められている．

7.4 徒手療法

「腰痛ガイドライン」（2019）では「慢性腰痛に対する徒手療法は他の治療法に比べて推奨できるものではない」とされている[24]．しかしながら症例によっては鍼灸などと同じように有効であり，筆者は経筋療法の経験を報告した[44]．

欧米では理学療法（physical therapy）に運動療法，手技療法，ストレッチングを含めて報告されており，骨盤底筋に対する理学療法として筋膜リリース，漸増圧迫法などの徒手療法が訓練を受けた理学療法士によって行われている．したがって自覚症状，身体的所見を含め理学療法士による具体的なすぐれた報告がなされているのは，直接患者の訴えを聴き，身体に触れて得られた体験によるからであろう[2) 22) 25) 31)]．

わが国でも理学療法士の活躍が期待される．

欧米でも整形外科医からの報告はなぜかほとんど見られない．

8. 精神療法

筆者は系統的に精神療法を行っているわけではないため，日常診療上も参考にしている齋藤，吉原らの報告をもとに述べてみたい[27) 49)]．

8.1 治療の導入

睡眠障害，乱れた食生活，過重労働，喫煙，飲酒などの身体症状を引きおこす可能性のある要因の除去や軽減をはかる．すべての薬物は症状の悪化，副作用の可能性があるためチェックする．

- 患者の苦痛に共感し，否定しない．身体症状を真剣に受けとめていることを態度や言葉で示す．
- 身体症状を精神的な訴えとして説明することは避ける．感情の言語化を促進する．
- 患者の症状を除去することに力まない．身体症状が明らかでない限り，さらなる紹介や検査は避ける．
- 症状が改善しても「よくなった」とサポートしない．
- 診療を中断せずに，定期的に通院してもらうようにする．

8.2 治療目標

症状の消失や罹病前の活動状態を短期的な目標にすると悪化する可能性がある．

治療の短期的な目標は実現可能な症状の改善，ある程度の活動の可能性におく．

8.3 信頼関係の確立

患者と医師の信頼関係はもっとも重要で常に心がけたい．

以下のことに留意する

- 患者の話をさえぎったり，割り込んだりせずに，十分に話を聴く．
- 患者の言動に対する価値判断は直接に伝えない．
  医師の考えやアドバイスを伝えることによって患者自身が自分を否定されたと感じることがある．
- 医師からの質問や説明は最低限にとどめる．
- 共感的な表情や態度に心がけること．
- 丁寧な身体的診察や適切な検査は患者が訴える身体的症状を医師が真剣に受けとめていると感じやすい．信頼感によって医師が行う治療効果が高まり，副作用も軽減することが多い．

8.4 心理社会的背景の聴取

「第３章 自覚症状」で述べたように虐待などの成育歴やパーソナリテイ特性の把握も重要である．

中年期以降の女性は患者自身の健康状態，離婚，家庭での介護，未婚の子や母子（父子）家庭の増加による世話，孫の育児教育，職場の人間関係，過重労働，低賃金などストレスの多い状況におかれている．

このような要因が病態にどのように関与しているか検討し医師は病態仮説をたてることが重要とされる．

8.5 薬物療法

筆者には精神療法としての薬物療法の経験はない．吉原らの方法を紹介するにとどめる．

「身体症状症および関連症群」（身体表現性障害）や医学的に説明ができない症状に対して抗うつ薬が有効であるとされる．

慢性疼痛に対して三環系抗うつ薬（アミトリプチリン）やセロトニン・ノルアドレナリン再取り込み阻害薬（SNRI:serotonin noradrenaline reuptake inhibitor）が有効とされる．

不安や不眠が合併している場合はノルアドレナリン作動性・特異的セロトニン作動性抗うつ薬の使用を考慮するとしているが，プライマリ・ケアにおいては重症例はもちろん専門医へ紹介する．

8.6 非薬物療法

認知行動療法や精神分析療法をあげている．心理的要因に否定的な患者に対してもリラクセーション法[註1)]は比較的導入しやすいとされる．

註１）筆者が先に述べたリラクセーションと異なり，心理療法として体系化された自律訓練法，漸進的筋弛緩法，バイオフィードバック法などの方法がある．

その他睡眠障害が認められる症例では睡眠の質や時間が身体症状の原因となっていることも少なくないとされ，就寝と覚醒のリズムを整えるだけでも，疲労・倦怠感，頭痛，関節痛などの身体症状の軽減がみられることがあるという[49)]

認知行動療法は慢性腰痛に対して有用であるとされ，「行うことを弱く推奨する」としている．

ただ「プライマリ・ケアを想定した場合認知行動療法の治療介入は日本の現状では人的資源の問題，保険未収載などの問題が大きい」とされる[24)]．認知行動療法についてはプライマリ・ケアに携わる医師にとって困難ではあり，筆者も経験がない．条件のあるところでは実施していただき，ご報告をお願いしたい．

9. 患者教育

「疼痛ガイドライン」では認知行動療法とともに施行することを強く推奨するとされている．

9.1 個人指導

多因子的な慢性腰痛（骨盤痛）に対しては，理想的には集学的な医師集団，看護師，理学療法士，心理療法士などの職種を越えたチームが必要であろう[14) 15) 25)]．

プライマリ・ケアをになう臨床医は最低医師，看護師，トレーナー（理学療法士），事務職だけでもチームを組んで集団として患者に対処したいものである．

筆者たちの経験を述べると医師または保健師，看護師による患者の個人指導を筆者らが作成したパンフレットにもとづいて行ってきた[40) 41)]．

難治性の腰痛（骨盤痛）が運動療法を基本とした療養で改善しうることを中心として，患者に自信を持って闘病するようにはたらきかけ，支えつづけることが必要である．

同時に心理的，社会的背景を把握し治療方針を充実させる場でもあるためプライバシーの確保，心理療法の基本をまもり，診療にあたらなければならない[12)]．

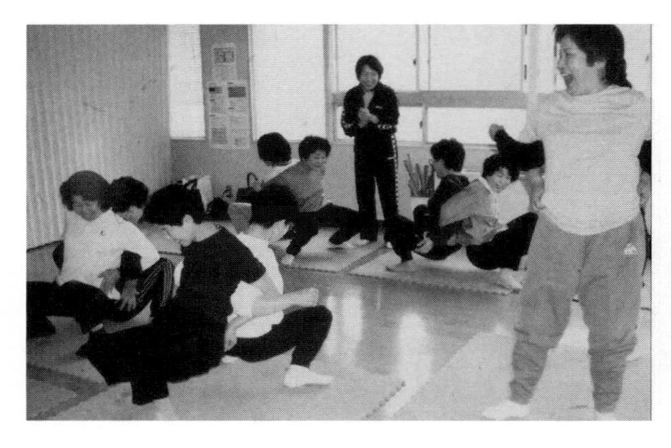

a

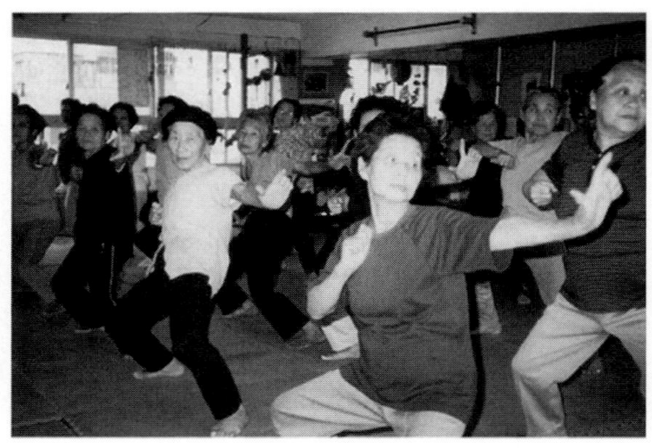

b

図7 - 10　患者教室

必要によっては医療相談員の協力も得ながら対処し，診療の中で問題点をかかえている患者には一定の時間をとって時間を予約して対応することになる．

9.2　集団指導

家庭や職場であきらめや慣れもくわわって一人で苦痛に耐えている患者は多い．

とくに働く女性が困難な受診条件の中で苦痛に耐えている姿や夫や親の介護で疲れはてている姿を見ると無力感を覚えるのも事実である．そのような中から集団教育にとりくみを始めた．

患者間の交流により闘病経験を語り，励まし合うことはきわめて重要で，その説得力は筆者らのおよぶところではない．

疾病についての理解を深め，積極的に疾病を克服していく動機づけのためにも集団指導は有効である．

筆者らは下記の内容（表7 - 1）を中心に集団指導を行ってきた．診察室ではみられない生き生きとした患者の表情に驚く（図7 - 10）[43]．

同時に医師・看護婦と患者とのコミュニケーションの不足を補い，患者の闘病経験を語ってもらうことにより，患者から学ぶことの大切さを知らされた．

中高年女性の腰痛（骨盤痛）はいわば専門科の暗い谷間におかれてきた疾患であり，未解明のことが多く，医療従事者が患者から学ぶ機会として重要である．

生活スタイルの変化では運動を毎日の生活にとりいれる女性が多くなり，「からだが柔らかくなって，軽くなった」「生活にリズムができて規則的になった」「ぐっすり眠れるようになった」など生活の質（QOL）の改善が見られるのが特徴的である．

その他地域における健康を守る組織である「長崎健康友の会」および労働組合や手話通訳者団体などの協力で簡単な腰痛（骨盤痛）に関する話と実技指導を行ったりしてきた．

慢性の腰痛（骨盤痛）は関連する疾患の多様性から集学的治療が理想的とされる[1) 24)]．

今後の各専門領域，職種の壁をとりはらったとりくみに期待したい．

表7-1 患者教室内容

1. 腰痛，肩こりについて	
2. 更年期障害，骨の老化とは？	
3. 症状の特徴について	
4. X 線検査，血液検査などの必要性	
5. 治療法について	
6. 日常生活上の注意と実技指導	
6.1 規則正しい生活を	：睡眠，食事，排泄，労働，運動について
6.2 気分転換	：趣味，スポーツ，レクレ-ションなど
6.3 適当な運動を	：呼吸法，散歩，ジョッギング，体操，水泳，太極拳
6.4 実技指導	：リラクセーション，ストレッチング，筋力強化運動など 図7-10に示すようにゲームも取り入れながら楽しく

まとめ

1．患者に対する共感的な態度で行う問診，丁寧な診察による信頼関係の確立が治療の前提になる．
2．慢性骨盤痛および腰痛（骨盤痛）に対する治療の基本は心身のリラクセーションである．
3．緊張性頚反射を利用したリラクセーションは自覚症状，身体的所見の改善に有効である．
4．一般に筋のスパスムに拘縮をともないやすいためストレッチングが必要である．
5．ほとんどの症例で非対称的な Faber テストを示しており，本テストの改善が治療上も重要である．
6．多くは頚肩部のスパスムや拘縮をともなっており，全身的な運動療法を必要とする．
7．プライマリ・ケアにおいては安全性を重視し，皮膚刺激，トリガーポイント ブロックをはじめ非侵襲的で有効な治療法が必要である．
8．骨盤内の局麻剤塗布法は手技的にも容易であり，有効で安全性も高い．
9．東洋医学的治療法は今後も診療に適用し，治療内容を豊かにしていきたい．
10. トリガーポイント ブロックをはじめ有効とされる治療法も必ずリラクセーション，ストレッチング（筋力強化運動）を併用すべきである．
11. 患者指導は有効で，個人的には患者への理解と信頼関係が深まり，インフォームドコンセントにもとずく治療方針への患者のコンプライアンスは良好となる．
12. 患者の集団指導において，患者間の闘病体験の交流，互いの励まし合い， 援助は重要である．同時に医療従事者として集団指導の中において，この未解明な疾患（症状）について患者の意見や要求から学ぶことがきわめて多いことも強調したい．

おわりに

患者が訴える自覚症状と五感を中心とした身体的所見の把握が重視される慢性の筋骨格性骨盤痛（非定型的腰痛）はプライマリ・ケアにおける中心的疾患（症状）である．

疫学的にもトップを占める自覚症状であり，通院者率としても上位にあることは国民の要求の高さを示していると考える．

本書は無床診療所におけるプライマリ・ケアとして，筋骨格系から見た慢性の腰痛（骨盤痛）に対して，試行錯誤を繰り返しながらとりくんできたささやかな経験の報告である．

とくに中年期以降の患者について画像上の退行性変化にとらわれることなく，社会的，心理的要因に配慮して共感をもって患者の語る物語に耳を傾け，五感をもって詳細な患者把握が必要である．

患者の主体性を重視した治療方針を立て，患者を支えて医師はともに病いとたたかう立場にある．

今後も他職種，医療機関との連携のもとに，患者を中心とした医療を展開していきたい．

本書のタイトルをあえて「慢性骨盤痛」としたのはこれまで軽視されてきた骨盤のもつ総合的な役割に注目して，わが国においても集学的にとりくみ，多くの国民的な要求に応えていただきたかったからである．

文　献

1）Ayorinde AA, Macfarlane GJ, Saraswat L, Bhattacharya S: Chronic pelvic pain in women: an epidemiological perspective. Women's Health 11:851-864, 2015

2）Baker PK: Musculoskeletal origins of chronic pelvic pain .Diagnosis and treatment. Obstet Gynecol Clin North Am. 20: 719-742, 1993

3）Brügger A: Les syndromes vertebraux, radiculaires et pseudoradiculaires Ⅱ. Documenta Geigy, Basel, Acta Rheum 19: 13-109, 1962

4）Faubion SS, Shuster LT, Bharucha AE: Recognition and management of nonrelaxing pelvic floor dysfunction. Mayo Clin Proc 87: 187-193, 2012

5）Fitzǵerald MP, Kotarinos R: Rehabilitation of the short pelvic floor II: Treatment of the patient with the short pelvic floor. Int Urogynecol J 14: 269-275, 2003

6）Fouad L, Petitt PD, Threadcraft M et al.: Trigger point injections for pelvic floor myofascial spasm refractive to primary therapy. J Endometr Pelvic Pain Discord 9: 125-130, 2017

7）福田　精：運動と平衡の反射生理（第２版）. 医学書院 , 東京 ,1981

8）Gunter J : Chronic pelvic pain : The myofascial component. The Female Patient 29: 9-16, 2004

9）日野原重明監修，川島みどり，丸川征四郎：うつぶせ寝健康法．KK ベストセラーズ，東京，2005

10）Huneke F : Fokusproblem und Sekundenphänomen. Munch Med Wschr 93: 522-528, 1951

11）Jauch G: Iliosakralgelenksblockierung und pos. Patricksches Phänomen bei der Dysplasiehüfte. Beitr Orthop u Traumatol 24: 554-557, 1977

12）菊地臣一編著：腰痛（第２版）．医学書院，東京，2014

13）「慢性の痛み診療・教育の基盤となるシステム構築に関する研究」研究班監修・慢性疼痛ガイドライン作成ワーキンググループ編集：慢性疼痛ガイドライン．真興交易，東京，2018

14）Lamvu GL, Carrillo J, Witzeman K : Musculoskeletal considerations in female patients with chronic pelvic pain. Semin Reprod Med 56: 107-115, 2018

15）Montenegro MLLS, Vasconcelos ECLM, Candido dos Reis FJ et al: Physical therapy in the management of women with chronic pellvic pain. Int J Clin Pract 62: 263-269, 2008

16）森　一郎ほか：更年期障害．岡村　靖編　婦人の心身症，金原出版，東京，1978

17）森本昌弘編著：トリガーポイント　－その基礎と臨床応用－，真興交易，東京，2006

18）森村美奈，今中基晴，廣橋一裕：女性の慢性骨盤痛 Chronic Pelvic Pain －非器質性疾患を中心に－．女性心身医学 18: 398-404, 2014
19）村上栄一：仙腸関節の痛み－診断のつかない腰痛－．南江堂，東京，2012
20）南京中医学院教研組編（石田秀美監訳）：現代語訳黄帝内経素問．東洋学術出版社，市川，1993
21）南京中医学院教研組編（石田秀美監訳）：現代語訳黄帝内経霊枢．東洋学術出版社，市川，2000
22）Neville CE, Fitzgerald CM, Mallinson T et al: A preliminary report of musculoskeletal dysfunction in female chronic pelvic pain: a blinded study of examination findings. Journal of Bodywork et Movement Therapies 16: 50-56, 2012
23）日本漢方医学研究所編：金匱要略講話 . 大阪 , 創元社 , 1980
24）日本整形外科学会・日本腰痛学会監修，日本整形外科学会診療ガイドライン委員会，腰痛診療ガイドライン策定委員会編：腰痛診療ガイドライン 2012, 2019．南江堂，東京， 2012, 2019
25）Pastore EA, Katzman WB: Recognizing myofascial pelvic pain in the female patient with chronic pelvic pain. J Obstet Gynecol Neonatal Nurs 41: 680-691, 2012.
26）Prendergast SA, Weiss JM: Screening for musculoskeletal causes of pelvic pain. Clin Obstet Gynecol 46: 773-782, 2003.
27）斎藤さやか，村上　節：原因不明の慢性骨盤痛にどう対応する？　産婦人科の世界 57: 361-369，2005
28）齋藤　孝：呼吸入門．角川書店，東京，2003
29）Santos FI, Zerra D, Llosa LS et al: Myofascial pain syndrome in the pelvic floor: etiology, mechanism, symptoms, diagnosis, and treatment. Nova Biomechanical Book, 2012
30）Sarton J: Physical therapy for pelvic pain understanding the musculoskeletal connection. The Female Patient 32: 50-56，2007
31）Sedighimehr N: Pelvic musculoskeletal dysfunction in women with and without chronic pelvic pain. J Bodywork and Movement Therappies 22: 92-98, 2018
32）Slocumb JC: Neurological factors in chronic pelvic pain: Trigger points and the abdominal pelvic pain syndrome. Am J Obstet Gynecol 149: 536-543, 1984
33）Slocumb JC: Chronic somatic, myofascial neurogenic abdominal pelvic pain. Clin Obstet Gynec 33: 145-154, 1990
34）Srinivasan AK, Kaye JD, Moldwin R: Myofascial dysfunction associated with chronic pelvic floor pain: management stratagies. Curr Pain Headache Rep 11: 359-364, 2007
35）Starlanyl D: Pelvic pain and dysfunction, fibromyalgia, and trigger points,Fibromyalgia Frontiers 20: 17-21, 2012
36）Symmons DPM, Hemert AM, Vandenbroucke JP et al：A longitudinal study of back pain and radiological changes in the lumbar spines of middle aged women. 1. Clinical findings. Ann.Rheum.Dis. 50: 158-161，1991
37）Theobald GW: Some gynaecological aspects of referred pain. J Obst Gynaec Brit Emp 53: 309-327，1946
38）Theobald GW: The pelvic sympathetic syndrome. J Obstet Gynaec Brit Emp 58: 733-761, 1951
39）富田満夫　耳介療法について　－根性坐骨神経痛の治療を中心に－　．整形外科 28：344-347，1977
40）富田満夫：整形外科におけるプライマリ ケア．整形外科 36：277-284，1985
41）富田満夫 , 菅　政和 , 浦川伸弘：整形外科における健康教育について . 整形外科 39: 1821-1826, 1989
42）富田満夫 , 菅　政和 , 浦川伸弘 : 更年期前後の婦人の腰痛について . 整形外科 42: 919-925, 1991
43）富田満夫：中高年女性の腰痛．創風社，東京，1999
44）富田満夫：経筋療法．創風社，東京，2003

45）富田満夫：皮部療法．創風社，東京，2009
46） Torstensson T, Butler S, Lindgren A et al: Referred pain patterns provoked on intra-pelvic structures among women with and without chronic pelvic pain: a descriptive study. PLoS One 10: e0119542, 2015
47）Tu FF, As-Sanie S, Steege JF: Musculoskeletal causes of chronic pelvic pain: A systematic review of existing therapies: Part Ⅱ Obstet Gynecol Surg 60: 474-483, 2005
48）Valovska A, Zaccagnino MP, Weaver MJ et al : Intrapelvic obturator internus muscle injections: a novel fluoroscopic technique. Pain Physician 18: E237-E243 ISSN 2150- 1149, 2015
49）吉原一文，須藤信行：身体症状症．日内会誌 107: 1558-1565, 2018

索　　引

あ行

圧痛　60
——挙肛筋　64
——手術瘢痕　64
——点ブロック　95
——内閉鎖筋　64
——梨状筋　64
インターベンション治療法　94
運動療法　91
瘀血　46
温熱療法　100

か行

患者教育　105
患者調査　18
関節可動域　70
——足関節　76
——肩関節　72
——頸椎過伸展テスト　72
——股関節　73
——脊椎　70
——膝関節　75
関節内ブロック　96
漢方　102
関連痛（referred pain）　14，43
——骨格筋　43
——骨盤底筋　43
既往歴　37
——骨盤臓器疾患　39
——社会的環境　40
——手術　39
——出産　38
——生活習慣　39
——直接外傷　38
——微小外傷　37
危険信号（red flags）　42
局麻剤塗布（骨盤内ブロック）　96
金匱要略　44
筋・筋膜性骨盤痛（症候群）（myofascial chronic pelvic pain <syndrome>）　4，13
筋骨格性骨盤痛（musculoskeletal pelvic pain）　4，13
緊張性反射法　87
緊張性迷路反射　88
筋力強化運動　92
筋力低下　68
経仙骨孔ブロック　94
牽引療法　101
Kemp 徴候　71
更年期障害の症状　4，27
硬膜外ブロック　94
国民生活基礎調査　17，18
「腰」の字の由来　7
個人指導　105
骨盤うっ血症候群　60
骨盤底筋　31，64
——の過緊張状態　31
——過緊張状態の原因　31
——の作用　31
骨盤輪不安定症　82

さ行

自覚症状　37
——既往歴　37
——経過　40
——現症　40
——増悪因子　45
——程度　40

—— 部位　40
子宮内膜症　22，48
自動下肢伸展テスト　65
集団指導　106
受療率　18
—— 下肢症状と腰痛（骨盤痛）　27
—— 骨盤内臓器の障害　21
——「骨粗鬆症」　21
——「坐骨神経痛」　22
—— 消化器系疾患　21
——「自律神経系の障害」　22
—— 生殖器系疾患　22
——「脊椎障害（脊椎症を含む）」　18
——「椎間板障害」　19
—— 泌尿器系疾患　21
——「閉経期及びその他の閉経周辺期障害」　22
慢性骨盤痛　18
——「腰痛症及び坐骨神経痛」　20
静脈瘤　60，61
縄文のビーナス　7
女性労働者と腰痛（骨盤痛）　51
—— 職種別　51
—— 産業別　51
—— 自覚症状　52
—— 腰痛とストレス　53，54
—— 腰痛の発症原因　52
自律神経検査　85
自律神経症状　49，76
鍼灸　102
神経ブロック法　94
身体症状症及び関連症群　77
診断的ブロック　97
ストレッチング　91
スランプ テスト　66
性交痛（dyspareunia）　47
精神症状　50，77
精神療法　104
仙腸関節部刺激点　93
仙腸関節障害　44，71
相生・相克関係　93
素問（厥論篇）　71

た行

代替療法　101
他動下肢伸展テスト　66
知覚障害　67
注射療法　95
超音波検査　83
腸骨下腹神経ブロック　95
腸骨鼠径神経ブロック　95
鎮静剤　101
鎮痛剤　101
通院者の医療機関別割合　5
導引・ヨガ　103
疼痛誘発テスト　65
徒手療法　103
トリガーポイント（trigger point）　14
—— 圧痛　64
——の形成　33
——の特徴　34
——の臨床的影響　34
——ブロック　95

は行

反射異常　67
肥厚性有痛性瘢痕　59
肥厚性有痛性瘢痕　39
非特異的腰痛　3，4，13，37
皮膚刺激法　92
皮部療法　94
腹式呼吸法　87
婦人科診察法（双手法）　57
閉鎖神経ブロック　95
ホルモン剤　101

ま行

末梢血管症状　60
慢性骨盤痛（Chronic Pelvic Pain：CPP:）　3，15
—— 期間　16

—— 性別　16
—— 定義　15
—— 年齢　16
—— の鑑別診断　14
—— の既往歴　46
—— の経過　46
—— の現症　40
—— の呼吸器症状　48
—— の自覚症状　39
——の自律神経症状　49
——の性状　47
——の生殖器症状　48
——の精神症状　50
——の増悪因子　47
——の程度　47
——の泌尿器症状　48
——の部位　16，40
——病因　17，31
慢性腰痛（骨盤痛）の問題点と課題　5
——医学教育　6
——セクト主義　6
——不定愁訴　6
毛細血管の拡張　60

や行

薬物療法　101
有病率
——肩こり　25，26
——慢性骨盤痛　18
——腰痛　17，26
「腰痛ガイドライン」　4，13，14，16，39，81，91，103
腰痛
——の原因別分類　14
——部位　16
——期間　16
予後的ブロック　97

ら行

リラクセーション　87
リラクセーション法　105
霊枢（経筋篇）　44，69，73

欧文

body mapping　40，41
Carnet テスト　62，67
CMI　49
CRPS（complex regional pain syndrome）　60
CT,MRI　82
DSM4，DSM5　77
EBM（evicence based medicine）　37
Faber テスト　58，62，67，73，74，88
Fadir テスト　66
FPS（Faces Pain Scale）　40，41
Gaenslen テスト　66
hip-spine-syndrome（Macnab）　75
knee-spine-syndrome（菊地）　76
NBM（narrative based medicine）　37
Newton テスト変法　66
NRS（Numeral Rating Scale）　40，41
one finger test　42，95
QOL（生活の質）　97
Trendelenburg 症状　58，59，68
Thomas テスト　67
VAS（Visual Analogue Scale）　40，41

富田　満夫

1934年，中国ハルビン市生まれ。
1960年，長崎大学医学部卒（整形外科医）
国公立病院，岡山協立病院を経て，
1972年，大浦診療所勤務，現在にいたる．医学博士，
労働衛生コンサルタント．

著　書『中高年女性におくる　Q•A 腰痛の治し方』（創風社）
『中高年 女性の腰痛』（創風社）
『経筋療法 ―― 経路への運動学的アプローチ』（創風社）
『皮部療法 ―― 経路への皮膚感覚的アプローチ』（創風社）

プライマリ・ケアにおける 慢性骨盤痛――筋骨格系からのアプローチ――

2020年 8月 10日 第1版第1刷印刷 ©
2020年 8月 27日 第1版第1刷発行

著　者　富　田　満　夫
発行者　千　田　顯　史

〒113 - 0033 東京都文京区本郷4丁目17 - 2
発行所 （株)創風社 電話（03）3818 - 4161 FAX（03）3818 - 4173
振替 00120 - 1 - 129648
http://www.soufusha.co.jp

落丁本・乱丁本はおとりかえいたします　印刷・製本　協友印刷

ISBN978－4－ 88352－262－0